Bien-être intestinal

Si vous souhaitez être tenu(e) au courant de nos publications,
envoyez-nous vos coordonnées :
La Plage
Rue du Parc
34200 Sète
edition@laplage.fr
www.laplage.fr

Couverture : Pascal Plottier
Mise en page : Xavier Aubourg

ISBN : 978-2-286-02823-7

Véronique Liégeois
Diététicienne
Ljiljana Milosavljevic
Recettes

BIEN-ÊTRE INTESTINAL

RECETTES NATURELLES

la plage
éditeur

COLLECTION NUTRITION BIO

Des ouvrages conçus spécialement pour mieux comprendre son régime et le mettre en pratique avec des produits naturels complets et adaptés à une alimentation bio-végétarienne. Y sont recensés des conseils diététiques puisés aux meilleures sources scientifiques ainsi qu'une centaine de recettes alliant équilibre et plaisir qui faciliteront la vie de tous ceux qui veulent agir au quotidien pour leur santé par l'alimentation.

Déjà parus :

Le Diabète, diététique et recettes naturelles

Le Cholestérol, diététique et recettes naturelles

Bien-être intestinal, diététique et recettes naturelles

SOMMAIRE

INTRODUCTION

Constipation, côlon irritable, ballonnements… Des symptômes perçus par des millions de Français ! Même si elles sont bénignes, ces affections sont souvent très mal vécues par ceux qui en souffrent, d'autant qu'il n'existe aucun traitement réellement efficace pour les traiter définitivement. Les patients ont parfois l'impression de ne pas être pris au sérieux : leurs examens ne révèlent rien d'anormal, et ce qu'ils ressentent est du domaine du subjectif. Pourtant, la souffrance est bien réelle et le manque d'écoute ne fait souvent qu'aggraver leur angoisse.

Ces troubles digestifs sont en effet majorés par le stress, et les angoisses qu'ils génèrent (peur de manger, d'avoir mal, de gonfler…) ne font qu'amplifier le malaise.

Quoi qu'il en soit, une chose est certaine : il est important d'éviter une surmédicalisation de ces troubles car la prise de médicaments aggravent les troubles à moyen terme ou en fait apparaître d'autres. Certains constipés ont fait l'expérience d'utiliser des laxatifs à long terme : la constipation bénigne se transforme en colite d'irritation…

De meilleurs choix alimentaires associés à des méthodes de relaxation donneront des résultats plus durables et sans effets secondaires. Et même si ces affections sont différentes, toutes bénéficieront de quelques mesures de bon sens :

• Luttez contre le stress et surtout contre le trop-plein de stress. Les tensions de l'organisme se concentrent souvent au niveau abdominal avec des expressions différentes selon les individus : l'un sera constipé, un autre aura des ballonnements…
Dans tous les cas, le sport et la relaxation, ou les deux, permettent de se libérer de ces tensions internes.

• Évitez le tabac et l'alcool, deux poisons qui ne peuvent qu'aggraver l'irritation de la muqueuse digestive.

• Prenez le temps, vous gagnerez en confort : le temps de manger, le temps de digérer. Savoir faire une petite pause au moment des repas n'est pas une perte de temps, mais plutôt une façon d'aborder le reste de la journée avec un regain d'énergie.

• Structurez vos repas et évitez de grignoter car le tube digestif, pour fonctionner correctement, a besoin de faire de vraies pauses entre les repas.

• Choisissez des aliments bruts et cuisinez-les vous-même : les produits industriels déjà prêts contiennent trop d'additifs qui risquent d'irriter la muqueuse digestive. Consommez des produits de bonne qualité, si possible issus de culture biologique, et évitez de les stocker trop longtemps. Une alimentation riche en fibres et en substances végétales parfoiss irritantes, peut être mal supportée par certains sujets. Il faudra, dans ce cas, être particulièrement vigilant dans les choix : légumes et fruits non irritants, céréales semi-complètes, légumineuses à petits doses …

• Enfin, une façon naturelle de mettre l'intestin au repos est de jeûner. Pour bénéficier des bienfaits du jeûne sans aucun danger, faites des jeûnes très courts (24 à 48 heures), en vous reposant et en vous hydratant à l'aide de tisanes et de bouillons. Vous pouvez jeûner une fois par mois, c'est aussi l'occasion de vous couper du stress extérieur et de vous recentrer sur vous-même.

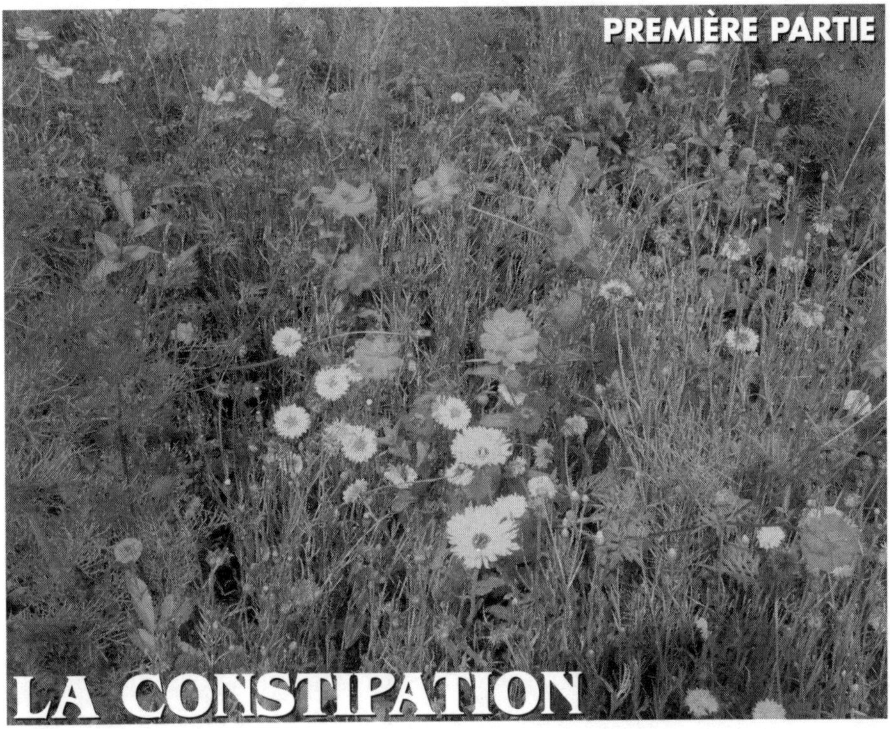

DES CAUSES VARIÉES

La constipation est une affection très courante dans les pays industrialisés. Pratiquement inconnue dans les régions du monde qui ont gardé un mode de vie traditionnel (Afrique noire, campagnes asiatiques…). On estime qu'en France, une femme sur deux en souffre. Et les hommes n'y échappent pas : un sur quatre serait touché. Rappelons que la constipation se définit, médicalement, par l'émission trop rare de selles dures (moins d'une selle tous les trois jours). Cette affection, qui, certes, n'est pas gravissime, est souvent vécue de façon très pénible par ceux qui la subissent. Douleurs abdominales, impression de trop-plein, de ballonnements, voire d'auto-intoxication, la constipation est un problème abdominal qui envahit les pensées !

Les causes principales de cette affection sont liées à l'évolution de notre mode de vie : moins d'activité physique, trop de stress et une alimentation appauvrie en fibres et substances végétales équilibrantes, trop riches en sucres. Mais les aspects les plus complexes (et les plus difficiles à traiter) sont les aspects psychiques, dont les racines sont ancrées très loin dans l'enfance. L'alimentation végétarienne prévient la constipation. Ce qui caractérise l'alimentation des pays non industrialisés est la prédominance des végétaux, alors que l'apport en produits animaux est faible. De plus, les aliments consommés sont des aliments bruts, non raffinés, riches de leurs composants essentiels et non appauvris. C'est donc une alimentation très concentrée en substances « ballast » qui traversent le tube digestif et ressortent pratiquement intactes, ce qui donne du volume aux selles. Il s'agit bien sûr des fibres, mais également de l'amidon et d'autres glucides complexes. Ces substances naturelles favorisent également le bon équilibre de la flore intestinale.

Les végétariens, du fait de la richesse de leur alimentation en fibres, sont moins touchés par la constipation. Néanmoins, si votre alimentation est riche en végétaux et que vous souffrez tout de même de constipation, vérifiez que vous consommez régulièrement des matières grasses (au moins une cuillerée à soupe par repas) et… que vous mangez suffisamment ! Certaines femmes, par peur de grossir, restreignent de façon draconienne leurs apports : en mangeant très peu, il est logique que les selles soient peu abondantes. Il s'agit dans ce cas d'une fausse constipation : un rythme à accepter sans chercher à le modifier.

La sédentarité

Les populations qui ont gardé un mode de vie traditionnel, avec une activité physique quotidienne (travaux agricoles, par exemple) ne connaissent pas la constipation. La sédentarité favorise la stagnation des aliments dans le côlon et le ralentissement de la vitesse du transit. Les aliments, qui séjournent trop longtemps dans le tube digestif, sont surdigérés et déshydratés. Le bol alimentaire perd du volume et les selles se raréfient. Par ailleurs, le manque d'activité physique entraîne une fonte musculaire au niveau abdominal, ce qui rend plus difficile la défécation. C'est un paradoxe : les constipés ont souvent le ventre tendu par les ballonnements et les spasmes, mais la musculature, molle et impuissante, a du mal à en expulser le contenu.

Et les produits animaux ?

Si vous consommez des produits animaux, pour ces trois pathologies, le mieux est d'opter pour des aliments très digestes, qui ne favoriseront pas les fermentations intestinales. Donc, orientez vos choix vers :

• les poissons blancs (cabillaud, limande, flétan) cuits à la vapeur, au gril ou au four.

• Les viandes à fibres courtes : escalope de veau, de poulet, steak de bœuf, dinde, à griller ou à rôtir.

• Les fromages frais (fromage blanc, faisselle, mozzarelle, chèvre frais) ou ayant subi une longue maturation (comté, étorki, tome, chèvres bien secs). Évitez surtout les fromages type camembert ou munster, dont les ferments vivants peuvent favoriser les ballonnements et les fermentations.

Les aspects psychoaffectifs

Mais la constipation n'est pas qu'une simple mécanique qui s'enraye : malgré une activité physique régulière et une alimentation équilibrée, certains sujets souffrent de constipation chronique. Les causes, complexes, puisent souvent leurs racines dans l'enfance : apprentissage de la propreté trop précoce, relations contrariées avec les parents, besoin de maîtrise du corps…

Une psychothérapie, associée aux règles hygiéno-diététiques, peut être une aide efficace. Il faut savoir par ailleurs que l'usage chronique de laxatifs ne fait souvent qu'aggraver souffrance, sans donner de résultats à long terme. Le côté rassurant de la prise de médicaments risque d'irriter le côlon et d'ajouter à la constipation une colite chronique.

Les dangers de la constipation

Si la constipation ne présente pas une réelle gravité, elle peut favoriser l'apparition d'autres pathologies, plus ou moins graves. Dans les complications aiguës, attention à l'occlusion, un blocage du transit qui nécessite une visite d'urgence chez le médecin. La constipation chronique favorise par ailleurs la survenue des diverticules (sortes de plis qui se créent dans la muqueuse colique) et des hémorroïdes. De plus, elle pourrait aggraver le risque d'apparition de cancer colorectal (très rare dans les populations qui consomment beaucoup de fibres). La stagnation du bol alimentaire dans l'intestin peut par ailleurs favoriser une prise de poids.

LES PRINCIPES DE LA PRÉVENTION

Pour vaincre la constipation, il est indispensable de se battre sur tous les fronts et de s'armer de patience ! Une constipation ancrée depuis des années ne peut disparaître en quelques semaines, il faut donc persévérer, même si les résultats ne sont pas aussi rapides qu'on le souhaiterait.

L'hydratation

La plupart des constipés ne boivent pas assez, pensant parfois que ce n'est pas très important. Pourtant, l'hydratation du bol alimentaire est indispensable : plus riches en eau, les selles augmentent de volume et stimulent ainsi les mouvements de l'intestin. Il est donc recommandé de boire au moins un litre et demi à deux litres d'eau par jour.

En pratique, répartissez les apports en eau tout au long de la journée, et buvez deux à trois verres d'eau au cours du repas. Les fibres contenues dans les aliments se gorgeront ainsi d'eau et stimuleront davantage le transit. L'idéal est de choisir une eau minérale riche en magnésium (type Contrex, Hépar…), cet élément favorisant le bon fonctionnement du côlon. On peut y adjoindre des tisanes, d'autant que certaines ont des vertus laxatives (boldo, séné, mauve, chicorée…). Attention, en revanche, au thé (vert ou noir) dont les tannins sont astringents et vont ralentir le transit : il est préférable de le remplacer par des infusions. De son côté, le café peut favoriser le réflexe de défécation. On peut donc en boire une à deux tasses par jour. L'hydratation de l'organisme dépend aussi de l'eau contenue dans les aliments : privilégiez les crudités, les fruits frais et les soupes, qui permettent d'augmenter, à chaque repas, l'apport en eau.

L'alcool avec modération

De façon générale, l'alcool doit être évité car irritant pour les intestins : c'est un toxique direct pour la muqueuse intestinale. Un verre de bon vin bio (pour éviter les sulfites), pour accompagner un repas, est toléré, mais n'a pas d'intérêt particulier (tout comme la cuisine au vin qui doit rester très occasionnelle).

Rythmez vos repas

Pour rééduquer l'intestin, il est important de faire trois repas par jour, sans négliger le petit-déjeuner. Les aliments qui arrivent ainsi en masse dans le tube digestif vont stimuler les processus mécaniques et les sécrétions digestives. À l'inverse, le grignotage est à éviter : le tube digestif n'est jamais mis au repos et fonctionne au ralenti, mais en continu. Privilégiez le petit-déjeuner : un bon repas après une nuit de jeûne stimule la digestion et en particulier les mouvements du côlon. Cela peut suffire à restaurer le réflexe de défécation.

En pratique

Commencez la journée par vous hydrater tout en réveillant le tube digestif : un grand verre d'eau, un jus d'orange ou encore une citronnade chaude sont recommandés au réveil. Composez ensuite votre petit-déjeuner autour de pain aux céréales demi-complètes ou de müesli, de fruits secs et oléagineux. Un grand verre de lait végétal nature ou fermenté (soja, amande…) complète l'apport en fibres. Pour tartiner, optez pour une confiture de figues ou de pruneaux, de la pâte de cacahuète ou de sésame. Ajoutez des fruits frais riches en fibres (kiwi, fruits rouges, poire, figue…) et complétez avec une tisane (voir pages 26 et 55).

Rééquilibrez les deux autres repas pour qu'ils soient de volume égal, sans surcharge au dîner. Un jus de légumes lacto-fermentés bu en début de repas se révèle très efficace pour stimuler le transit. Dans la mesure du possible, essayez de manger à heure fixe, surtout le matin, pour stimuler régulièrement le tube digestif et lui redonner un rythme régulier.

Ne fuyez pas le gras

Si on recommande aux constipés d'adopter une cuisine simple, il ne s'agit pas d'éliminer toutes les matières grasses. Elles jouent en effet un rôle primordial dans le fonctionnement du transit. Les matières grasses n'agissent pas comme un lubrifiant, contrairement à ce que l'on pourrait croire, mais en stimulant la production et l'évacuation de la bile produite par le foie, et des enzymes pancréatiques. Bref, le gras « réveille » le tube digestif.

Évitez par contre les graisses cuites (fritures, sauces, feuilletés...), et les repas trop riches en matières grasses car ils ralentissent au contraire la digestion. Faites cuire les aliments à la vapeur, au gril, en cocotte ou au four, avec un filet d'huile. Pensez à ajouter systématiquement de l'huile (ou du beurre) sur les légumes cuits, les crudités et dans les céréales (au moins une cuillerée à soupe par repas).

Bon à savoir

Un légume grillé (aubergine, courgette...) et arrosé d'huile après cuisson est préférable à un légume sauté dans du gras. Les huiles vierges sont, par ailleurs, recommandées car elles contiennent des substances végétales qui stimulent le transit (mucilages, acides gras libres...).

Augmentez l'apport en fibres

Les fibres sont la pierre angulaire de la lutte contre la constipation. Non assimilées par le tube digestif, elles arrivent pratiquement intactes et gorgées d'eau dans le côlon. Elles augmentent donc de façon naturelle le volume des selles et facilitent le travail du côlon, qui fait avancer les matières par « à-coups ». De plus, elles sont attaquées par les bactéries de la flore intestinale et en améliorent la croissance et le développement. Il existe différents types de fibres dans nos aliments : la cellulose, présente dans le son de blé, est la plus efficace pour lutter contre la constipation. Les hémicelluloses et les pectines, ainsi que certains glucides (amidon, glucides présents dans les légumineuses) ont également un effet équilibrant sur le transit. Ils complètent l'action de la cellulose.

Bougez plus !

La sédentarité contribue à aggraver les problèmes de constipation. Il est important d'adopter une activité physique modérée, mais régulière et de se remuscler le ventre. La marche rapide est facile à pratiquer : il suffit d'aller chercher son pain à pied, de descendre à la station de métro précédente, ou d'éviter de se garer juste devant son lieu de travail. Une ou deux fois par semaine, un jogging de 30 à 45 minutes ou une heure de natation complètent cette remise en forme. La circulation générale est ainsi stimulée, et les stagnations intestinales disparaissent.

Par ailleurs, quelques minutes d'exercices abdominaux chaque jour, améliorent rapidement la tonicité du ventre et facilitent l'évacuation des selles. L'effet positif sur le transit se fait sentir rapidement, vous en avez déjà peut-être déjà fait l'expérience : après une activité sportive (vélo, jogging...), l'envie d'aller à la selle arrive tout naturellement.

Les faux amis

On est parfois prêt à tout pour se débarrasser de la constipation. Attention à certains produits qui ne font qu'aggraver l'état, à moyen terme. Les laxatifs (quel que soit leur mode d'action) deviennent, la plupart du temps, inefficaces après quelques semaines d'utilisation. À bannir en usage chronique, ils peuvent être utilisés, ponctuellement, en cas de constipation passagère. L'huile de paraffine, pour sa part, limite l'absorption des vitamines liposolubles, elle ne doit jamais être consommée sur de longues périodes. Les laxatifs les plus naturels sont les mucilages (ispaghul, tamarin par exemple), que l'on trouve sous forme de compléments alimentaires. Riches en fibres douces, ils sont sans danger.

Le massage du ventre

Les tensions accumulées peuvent contribuer au blocage du transit, en particulier chez les enfants. Un massage du ventre, relaxant et agréable, peut se révéler efficace. Massez doucement le ventre en tournant dans le sens du transit (dans le sens des aiguilles d'une montre « interne ») avec une huile stimulante (rose musquée, citron...).

DIX ALIMENTS RÉGULATEURS

1/ Les céréales complètes et les graines d'herbacées : riz, boulghour, quinoa, millet...

C'est la base de la stratégie anticonstipation. Les céréales complètes sont trois à quatre fois plus riches en fibres que les céréales raffinées. Elles sont donc directement impliquées dans la prévention. Elles contiennent surtout de la cellulose, une fibre qui ressort pratiquement intacte de son séjour dans le tube digestif. Gorgée d'eau, la cellulose augmente le volume des selles et stimule les mouvements de l'intestin. De plus, une partie de l'amidon des céréales n'est pas assimilée et arrive intacte jusqu'au côlon. Il se comporte alors comme les fibres, favorisant le développement de la flore intestinale et stimulant le fonctionnement du côlon.

Les graines entières (millet, quinoa, riz) résistent davantage aux sucs digestifs que les céréales concassées (boulghour, flocons de céréales), qui sont un peu moins stimulantes. Mais il faut garder un équilibre entre les deux, car trop de graines entières peuvent irriter la muqueuse intestinale, et provoquer des diarrhées. Dans les pâtes complètes et la farine complète, les céréales ont été broyées et sont donc moins agressives pour l'intestin. Pour profiter des bienfaits des céréales complètes, il est, par ailleurs, impératif de les choisir issues de culture biologique, car les pesticides sont concentrés dans les enveloppes externes des graines.

En pratique

• Choisissez du pain complet, demi-complet ou du pain aux céréales et graines entières (lin, tournesol...).

• Consommez du riz complet, du quinoa, du boulghour à chaque repas (trois cuillerées environ).

• Utiliser une farine complète pour les pâtes à tartes et la pâtisserie maison.

• Réduisez au minimum l'usage de la Maïzena, de la fécule de pommes de terre, ou des biscottes (même au son), qui favorisent la constipation.

Bon à savoir

Pour supporter parfaitement les fibres des céréales, il faut habituer progressivement le côlon. Évitez tout risque de ballonnement en commençant à en manger un jour sur deux, puis tous les jours en quantité modérée (deux à trois cuillerées à soupe par jour).

2/ Le miso, le gomasio, les condiments

Il s'agit bien de réveiller un tube digestif trop paresseux, donc, n'hésitez pas à relever vos plats ! À chaque fois que possible, utilisez des condiments qui apportent des fibres ou des substances végétales stimulantes.

Le miso, à base de soja fermenté est un « plus » car il contient des fibres et des glucides particulièrement fermentescibles. Le gomasio, grâce aux graines de sésame, apporte de la cellulose et un complément en lipides qui contribue également à stimuler la digestion. Pensez également aux herbes fraîches (persil, ciboulette, aneth…) et surtout aux légumes aromatiques comme l'oignon, l'ail, l'échalote… très bien pourvus en fibres. Ils sont plus intéressants que les bouillons déshydratés et préparations aromatiques en purée, dans le cadre de la constipation. Par ailleurs, les épices fortes (piment, poivre, moutarde, gingembre…) contiennent des substances stimulantes, agissant en particulier au niveau digestif. Vous pouvez donc les utiliser largement, si vous les appréciez.

En pratique

- Parsemez les crudités, les légumes cuits et les céréales de persil, coriandre, cerfeuil…
- Choisissez des herbes crues et coupez-les grossièrement (ne pas les réduire en purée avec un mixer).
- Traquez les fibres partout : une pincée de gomasio apporte quelques grammes de fibres, c'est mieux qu'un sel classique (qui n'en contient pas).
- Utilisez des épices brutes, non réduites en poudre (cumin, safran, cardamone…) toujours plus stimulantes pour le transit.

Bon à savoir

Si vous souffrez d'hémorroïdes, oubliez le piment et les épices fortes, mais assaisonnez les plats de gomasio, de miso, d'herbes fraîches, d'ail et d'oignon doux (oignons nouveaux ou violets). Le curry doux, la muscade ou le cumin n'entraînent pas de désagréments.

3/ Le miel et les sucres alternatifs (miel, malt, fruits séchés...)

Le sucre raffiné, totalement purifié, ne contient plus de fibres bénéfiques au transit. Il est totalement assimilé et ne laisse donc aucun résidu dans le côlon. Pour lutter contre la constipation, préférez des substituts naturels, qui ne ralentissent pas le transit. Le miel ne contient pas de fibres, mais des substances végétales qui stimulent la motricité intestinale. La présence d'acides organiques, d'enzymes et de résidus d'essences végétales pourrait expliquer ses vertus digestives stimulantes connues depuis toujours. Choisissez du miel de romarin ou d'acacias aux vertus régulatrices.

Le sirop d'érable n'est guère plus intéressant que le sucre raffiné : il contient un peu plus de minéraux, mais ce n'est pas un produit « vivant » comme le miel. Le malt, issu de germes torréfiés, est légèrement laxatif, du fait de sa concentration en fibres et en magnésium. Il a un pouvoir sucrant moins marqué que le sucre blanc, mais donne davantage de saveur. Il est idéal pour les yaourts, le fromage blanc, les crêpes… Les fruits séchés (abricots, pruneaux, raisins…) s'intègrent facilement dans le müesli, les biscuits maison (cakes, tartes…) les entremets (flans, clafoutis…) et les compotes de fruits frais. Tous les fruits séchés sont de très bonnes sources de fibres (7 à 15 % en moyenne) et leur concentration en sucres naturels permet d'édulcorer facilement les desserts ou les plats sucrés salés.

Enfin, si vous souhaitez consommer du sucre, faites-le en quantité modérée (deux à trois cuillerées à café par jour, au maximum) et choisissez des sucres bruns peu raffinés (les plus foncés possible) ou de la mélasse, la mieux pourvue en minéraux variés. Par ailleurs, méfiez-vous des sucres raffinés cachés (biscuits, compotes du commerce) qui contribuent à déséquilibrer les apports. Optez pour les biscuits et gâteaux faits maison, avec du miel et des fruits séchés.

En pratique

- Sucrez au miel, au malt ou en ajoutant des fruits séchés.
- Coupez les fruits séchés en petits dés pour développer leur pouvoir sucrant.
- Évitez les biscuits du commerce contenant du sucre raffiné, optez pour les pains d'épices « pur miel » ou les biscuits sucrés au sirop ou à la pulpe de fruit (lire les étiquettes).

4/ Les pois chiches et autres légumineuses

Les légumineuses agissent selon deux modes d'action. D'une part, leurs fibres se gorgent d'eau et augmentent le volume des selles, d'autre part, certains glucides peu digestibles arrivent intacts dans le côlon et provoquent des fermentations stimulant les mouvements de l'intestin. Ce sont donc de véritables alliés contre la constipation, à consommer au moins un jour sur deux, en quantité raisonnable (deux à trois cuillerées à soupe). Les pois chiches sont de bonnes sources de fibres (7 % environ), et ils contiennent des glucides fermentescibles qui favorisent le développement de la flore intestinale. Ils sont plus intéressants consommés entiers, avec leur « peau », qu'en flocons, car les enveloppes ont été éliminées ou brisées. Les haricots rouges sont les légumineuses les plus riches en fibres, mais ils ne sont pas toujours bien supportés, entraînant ballonnements et flatulences. Préférez les petits haricots blancs ou verts (flageolets fins, mojettes...) qui contiennent moins de glucides fermentescibles et ont un effet intéressant au niveau du transit.

Les lentilles, avec leur pellicule externe plus fine, sont en général très bien tolérées. Les pois cassés, comme les lentilles corail, sont débarrassés de leurs enveloppes et donc non irritants. Les graines de soja (noires ou jaunes), que l'on peut ajouter dans les préparations de riz ou de légumes sont également un complément intéressant (riches en fibres et en lipides, stimulant le transit).

En pratique

- Consommez des légumineuses, si possible, une fois par jour.
- Alternez les légumineuses plus stimulantes (haricots) et les plus douces (lentilles, pois cassés, flocons), pour ne pas créer d'irritation du côlon. Les associer aux légumes frais et aux autres féculents, en petites quantités dans les potages, les salades composées, les plats composés de céréales. Leur effet est ainsi moins agressif et plus régulier.

Bon à savoir

Une fois germées, les légumineuses sont plus digestes car elles contiennent moins de glucides fermentescibles. Leur effet sur l'accélération de la vitesse du transit reste cependant marqué.

5/ Les fruits riches en fibres

Les fruits frais ont également un effet régulateur. Si certains d'entre eux sont de bonnes sources de fibres, ils contiennent, par ailleurs, des substances végétales naturelles qui stimulent le transit. Leur apport en eau améliore l'hydratation du contenu intestinal, augmentant ainsi le volume des selles.

Les fruits à privilégier : le kiwi, la framboise, la figue, les fruits de la passion, le raisin, pour leur concentration en fibres. Les graines qu'ils contiennent ne sont pas attaquées par les sucs digestifs et elles stimulent le transit tout au long de leur parcours, jusqu'au rectum. Il faut néanmoins éviter de consommer ces fruits si vous souffrez de diverticules, les graines pouvant se loger dans les replis de la muqueuse et provoquer des irritations.

Les agrumes : ils stimulent le transit sans doute par leur richesse en acides organiques qui « réveille » le tube digestif. Cet effet est marqué même s'ils sont consommés sous forme de jus. Les fruits rouges (cassis, groseilles...) : particulièrement riches en fibres (peau, graines...), ils sont laxatifs consommés entiers. Par contre, en jus ou en gelée, cet effet disparaît. La prune et la poire : outre leurs fibres, elles contiennent de la diphénylisatine et du sorbitol qui stimulent le transit. On retrouve cette vertu dans les pruneaux et les poires séchées. Les fibres des fruits sont concentrées dans la peau, il est donc souhaitable de la consommer, lorsqu'elle est comestible. Après cuisson, les fibres sont attendries et elles sont moins efficaces pour lutter contre la constipation.

En pratique

• Consommez trois fruits frais par jour, de préférence crus et avec leur peau (choisir des fruits issus de culture biologique).

• Commencez la journée avec un verre de jus d'agrumes ou de jus de pomme (également source de sorbitol).

• Si vous consommez des fruits cuits (compotes, fruits pochés au sirop...), associez-les aux fruits séchés pour augmenter l'apport en fibres (pruneaux, figues, dattes...).

Bon à savoir

Seules les confitures de pruneaux, figues et fruits rouges entiers sont efficaces contre la constipation. Les autres confitures, riches en sucres et pauvres en fibres, n'ont pas d'intérêt ici.

6/ Le chou, la choucroute (et les légumes riches en fibres type poireaux...)

Les légumes contiennent surtout des fibres douces (pectines, hémicellulose), qui viennent compléter l'action de la cellulose des céréales. Elles captent également de l'eau et augmentent le volume du bol alimentaire, mais sont métabolisées dans le côlon par les bactéries digestives. Elles laissent moins de résidus que la cellulose, mais favorisent l'équilibre de la flore intestinale, facteur favorisant la vitesse du transit. Le chou est intéressant pour son apport en fibres, mais également pour sa concentration en soufre, un antiseptique naturel qui rééquilibre la flore. Consommé sous forme de choucroute, il est encore plus digeste et la présence d'acide lactique et d'enzymes accélère les processus digestifs. Il est donc conseillé de consommer de la choucroute crue (en entrée), pour profiter de ses bienfaits.

D'autres légumes bien pourvus en fibres peuvent figurer régulièrement dans vos menus : le fenouil, le poireau, le salsifis, le céleri-rave, le petit pois, le maïs doux ou le topinambour. Par ailleurs, le poivron et la tomate, dont la fine peau est riche en cellulose stimulent le transit, aussi bien crus que cuits.

En pratique

• Consommez des crudités à chaque repas (chou rouge, tomate, céleri...).

•- Consommez régulièrement des légumes crus : ils sont plus stimulants car leurs fibres ne sont pas ramollies par la cuisson.

•- Accompagnez les céréales et les légumineuses de légumes cuits pour équilibrer l'apport en fibres (cellulose et pectines).

•- Augmentez l'apport en fibres des cakes, omelettes et tartes salées en y ajoutant des oignons, des dés de poivrons, des tomates cerises...

Bon à savoir

Le mode de cuisson des légumes (vapeur, cuits à l'eau, mijotés...) ne modifie pas la concentration ou la qualité des fibres des légumes.

7/ L'eau

L'hydratation du bol alimentaire est un point clé trop souvent négligé par les constipés. Augmenter à outrance les apports en eau est inutile, mais des apports trop bas devront être corrigés. Buvez au moins un litre et demi de boissons par jour, répartis sur la journée. Pensez à boire deux verres d'eau, soit 300 ml environ, à chaque repas (matin, midi et soir) car l'hydratation des aliments leur permet de garder du volume et ainsi de stimuler le tube digestif. Complétez avec deux verres d'eau entre les repas et un bol de tisane pour satisfaire les besoins quotidiens.

Choisissez une eau concentrée en magnésium (type Vittel, Hépar, Contrex), un élément qui augmente la vitesse du transit et améliore la tonicité des muscles intestinaux. Ces eaux très minéralisées doivent cependant être consommées en alternance avec des eaux plus « légères » (eau du robinet, eau de source). On peut les utiliser en mini-cure, une semaine sur deux, par exemple. Si vous avez du mal à boire de l'eau « nature », pensez aux bouillons de légumes maison (pas trop salés), aux tisanes (voir plus loin pour le choix des plantes), ou ajoutez quelques gouttes de jus de citron dans votre verre d'eau. Évitez les sirops, trop riches en sucres et le thé, dont les tannins astringents ont tendance à ralentir le transit.

En pratique

• Buvez avant d'avoir soif : les constipés ne doivent jamais être déshydratés.

• Faites des cures d'eau riche en magnésium et alternez le type d'eau pour éviter l'accoutumance.

• Pensez aux boissons chaudes (bouillons, tisanes) qui permettent, en une seule prise, de boire 250 à 350 ml d'eau.

Bon à savoir

Boire tout au long de la journée est un réflexe à reprogrammer, si vous n'avez jamais soif. Posez une bouteille d'eau sur votre bureau ou sur un lieu de passage, quand vous êtes chez vous. Prévoyez des bouteilles de 50 cl au début : leur volume est moins décourageant. Peu à peu, le réflexe de boire sera restauré, et vous ressentirez progressivement la sensation de soif.

8/ Les purées d'oléagineux, les matières grasses : à ne pas négliger !

Les purées de sésame, d'amandes ou de cacahuètes sont de bonnes sources de fibres (cellulose surtout). Elles équilibrent par ailleurs le transit grâce à leur apport en matières grasses, par stimulation de la vésicule et du pancréas. Sources d'acides gras insaturés, ces purées apportent également des minéraux, dont du magnésium en quantité élevée. Ce dernier joue un rôle important dans les contractions musculaires, au niveau du côlon, notamment.

Toutes les noix consommées entières sont également intéressantes : noisette, pignon, noix de pécan… Elles sont toutes très bien pourvues en fibres (8 % en moyenne) et ont un effet laxatif. Pensez à en ajouter dans les salades, les plats de pâtes (pignon, noix), de riz (noix de cajou, cacahuète), les gâteaux (noisettes), les compotes (amandes)… La noix de coco râpée aura les mêmes vertus : avec 17 % de fibres, elle enrichit facilement les biscuits, les flans, les crêpes, etc.

Assaisonnez vos plats d'huiles vierges, elles contribuent aussi à un bon équilibre du transit. Les vertus légèrement laxatives de l'huile d'olive sont reconnues depuis très longtemps, mais vous pouvez varier avec de l'huile de tournesol, de noix, de colza…

En pratique

- Étalez de la purée d'amandes, de noisettes ou de cacahuètes sur les tartines plutôt que du beurre, pour augmenter la présence de fibres.
- Consommez régulièrement de la purée de sésame (houmous) avec les crudités. Choisir des huiles vierges et en consommer au moins une cuillerée à soupe par repas.

Bon à savoir

Consommer trop de matières grasses cuites ralentit la digestion, mais un filet d'huile vierge et du jus de citron ajoutés après cuisson vont au contraire stimuler les fonctions digestives.

9/ Les tisanes stimulantes

De nombreuses plantes accélèrent le transit et stimulent les fonctions digestives. Consommées sous forme d'infusion, elles augmentent les apports en eau de la journée. Testez-en plusieurs car leur efficacité est très individuelle, et variez souvent pour limiter l'accoutumance. L'idéal est d'en consommer deux tasses par jour (matin et soir), très régulièrement. Ne cherchez pas à augmenter les doses ou à en boire davantage, car certaines plantes ont un effet laxatif qui peut être irritant.

Vous pouvez associer différentes plantes laxatives, et les mélanger à du tilleul, de la fleur d'oranger, de la verveine pour masquer leur saveur parfois amère. Testez par exemple : les feuilles de cassis, de mauve, de mélisse, de menthe poivrée, de sauge, les racines de chicorée, la réglisse, les graines d'anis vert, de fenouil, la poudre de boldo et l'extrait de séné. Comptez une grosse pincée par tasse et laissez infuser 5 à 7 minutes. Ajoutez une cuillerée de miel stimulant (romarin, par exemple).

En pratique

- Variez les tisanes et diversifiez les mélanges pour stimuler régulièrement le tube digestif avec de nouvelles plantes.
- Consommez deux tasses de tisane par jour, mais pas plus (risque de diarrhée).
- Alternez les mélanges du commerce et les mélanges faits maison pour jouer sur les proportions de chaque plante.

Bon à savoir

Pour changer, consommez la tisane froide : il suffit de la placer au réfrigérateur une fois tiède. Filtrez au moment de servir.

10/ Des compléments alimentaires : son de blé, germe de blé, algues, probiotiques...

À ajouter régulièrement dans vos plats : des compléments alimentaires pleins de fibres, riches en minéraux et en vitamines ! Le son de blé (à choisir toujours bio) contient une forte proportion de cellulose (70 %), stimulant le transit intestinal. Sa consommation régulière prévient les hémorroïdes et les diverticules coliques. Vous pouvez en saupoudrer les salades, les laitages, les légumes, et en intégrer dans les gâteaux, ou les soupes. Ajoutez progressivement, sur dix à quinze jours, deux cuillerées à soupe de son par jour. Sa surconsommation peut provoquer des ballonnements et une irritation de la muqueuse digestive, donc testez votre tolérance avec de petites doses. Le germe de blé, beaucoup moins agressif pour la muqueuse, contient moins de fibres (10 %), mais c'est un complément intéressant pour sa richesse en vitamines, minéraux et acides gras insaturés.

Les algues déshydratées, que l'on laisse tremper avant utilisation, contient surtout des mucilages (fibres douces, qui fermentent dans le côlon). Leur rôle est de « nourrir » les bactéries de la flore intestinale, et d'en assurer le développement et l'équilibre. Vous pouvez en consommer régulièrement, plusieurs fois par semaine, associées aux céréales et aux légumes ou dans les potages. Également intéressant, l'agar-agar. Extrait d'algues rouges, il contient des mucilages qui ont la capacité de se gorger d'eau (un peu comme des fibres végétales) et qui ont un effet émollient. Efficace contre les ballonnements intestinaux, l'agar-agar se révèle précieux pour lutter en douceur contre la constipation. Il augmente le volume du contenu intestinal et équilibre la flore intestinale, favorisant ainsi un transit plus régulier.

Les ferments lactiques (en sachet ou en flacon), peuvent améliorer les constipations liées à un mauvais équilibre de la flore intestinale. Ils n'accélèrent pas directement le transit et n'ont pas d'effet « fibres ». Mais la flore intestinale, ainsi régénérée, pourra effectuer plus efficacement son travail de fermentation des résidus alimentaires, stimulant ainsi, indirectement, les mouvements du côlon.

En pratique

• Ajoutez une à deux cuillerées de son de blé, selon la tolérance, dans les plats.

• Complétez son action avec des algues, du germe de blé… En alternant pour éviter que l'intestin ne s'habitue à ces stimulants naturels.

Bon à savoir

Choisissez du son en assez grosses particules (jamais en poudre fine) pour une plus grande efficacité.

Une journée anticonstipation

Petit-déjeuner

1 citronnade chaude avec du miel

1 tranche de pain aux céréales avec de la confiture de figues

1 bol de müesli avec du lait de soja et 2 pruneaux

1/2 pomelo

Déjeuner

1 assiettée de crudités + huile vierge

2 œufs ou du tofu

Quinoa et chou émincé

Dessert au soja

Salade de fruits frais et noisettes concassées

Pain complet

Tisane stimulante

Dîner

Soupe de tomates et flageolets

Salade composée (maïs, fenouil, céleri, concombre…) + huile vierge

Fromage

Compote de poires et rhubarbe

Pain aux graines de tournesol

Tisane stimulante

DES RECETTES ANTICONSTIPATION

Des sauces et assaisonnements

◆ *Mayonnaise sans œuf à la purée d'amandes*

4 cuillerées à soupe d'huile de carthame
1 cuillerée à soupe de purée d'amandes
1 cuillerée à café de moutarde
1 cuillerée à soupe de jus de citron
Sel

Délayer la purée d'amandes avec le sel, le jus de citron et la moutarde. Ajouter l'huile très lentement en tournant.

◆ ***Mayonnaise verte :*** hacher finement quelques feuilles d'épinards, presser le jus à l'aide d'une étamine. Une petite cuillère suffira.

◆ ***Mayonnaise rouge :*** une petite cuillerée de jus de betterave, frais ou lacto fermenté. Remarque : on peut ne pas mettre de la moutarde.

◆ *Béchamel à l'huile d'olive*

4 cuillerées à soupe de farine bise
2 cuillerées à soupe d'huile de sésame ou d'olive
½ litre d'eau ou de jus de cuisson de légumes

Chauffer l'huile et y faire revenir la farine pour la faire roussir. Verser dans un récipient et laisser refroidir. Délayer la farine ainsi grillée dans un demi-litre d'eau froide ou encore mieux dans le jus de cuisson de légumes. Porter à ébullition et cuire trois à quatre minutes en fouettant constamment. Saler.

Variantes gourmandes :

1/ Ajouter une cuillerée à soupe de margarine ou de ghee ou encore de la crème fraîche de soja, des aromates, du zeste de citron.

2/ Ne pas faire roussir la farine. La mélanger à froid avec trois cuillerées à soupe d'huile d'olive ou de sésame et une petite cuillerée à soupe de sumac et cuire comme précédent : cela donne une crème rouge acidulée.

◆ *Béchamel à la purée d'amandes*

Procéder comme pour la béchamel à la farine roussie. Incorporer un peu avant la fin de cuisson deux cuillerées à soupe de purée d'amandes demi-complètes ou blanches, du sel et un zeste de citron ou d'orange finement rapé ou une bonne poignée d'herbes fraîches ciselées.

◆ *Sauce tahin-citron*

2 cuillerées à soupe de tahin blanc ou demi-complet
2 gousses d'ail
Jus d'un demi-citron
Sel

Bien secouer le pot de tahin. Prélever deux cuillerées à soupe et le mettre dans un bol. Ajouter le jus de citron, le sel et l'ail écrasé finement. Bien mélanger cette purée épaisse. Ajouter ensuite progressivement de l'eau jusqu'à obtention de la consistance voulue : épaisse pour bâtonnets de crudités, plus liquide pour verser sur des betteraves rouges ou d'autres légumes.

Variante gourmande :

Avec beaucoup de persil plat finement haché, en purée épaissie sur les légumes vapeur ou les céréales.

Conseil santé :

En cas de colites et ballonnements : on supprime l'ail… et la sauce sera aussi bonne !

◆ *Sauce tahin-échalottes*

Délayer le tahin avec de l'eau et du vinaigre de cidre, saler, ajouter des échalotes coupées très fin. Les échalotes sont plus digestes que les oignons. On peut les remplacer ici par des oignons jeunes avec leur vert.

◆ *Gomasio maison*

12 volumes de sésame complet
1 volume de sel marin gris fin

Faire griller le sésame à sec en remuant constamment. Quand les grains sont assez cuits, ils s'écrasent facilement entre le pouce et l'annulaire et dans la bouche, ils perdent le goût du grain cru pour gagner un goût grillé. C'est pour cela qu'il est nécessaire de goûter plusieurs fois en cours de cuisson (10 à 15 minutes). À ce moment, arrêter le feu et verser le sésame rapidement dans un récipient froid car les grains, une fois grillés, vont très vite brûler et tourner au goût amer. Griller dans le même récipient le sel pour le dessécher (2 à 3 minutes). Mélanger le sel avec le sésame. Écraser dans un suribachi (mortier japonais en terre striée), de sorte que les graines écrasées enrobent le sel sans être complètement réduites en poudre. Plus rapidement, on peut utiliser un mixer ou un moulin à café. Conserver le gomasio dans un bocal en verre, bien fermé. Ne pas faire de grandes quantités à la fois car il peut rancir (8 à 10 jours) et dans tous les cas, il perdra de sa vitalité. On peut trouver le gomasio tout fait dans les épiceries bio. On peut également acheter du sésame déjà toasté.

Dans l'assiette :

1/ Comme condiment, en remplacement du sel, à saupoudrer sur les céréales, les légumes vapeur et les crudités.

2/ Pour les enfants, on fera un gomasio plus doux : neuf volumes de sésame pour un volume de sel.

3/ Un délicieux goûter salé : une tartine faite de pain et de margarine saupoudrée de gomasio.

Remarque : je vous conseille vivement de prendre le temps de faire le gomasio vous-même dans un suribachi. C'est tellement agréable de baigner quelques minutes dans la bonne odeur du grain grillé ! Notre énergie de centrage en tournant le mortier à la main ainsi que notre plaisir donneront encore meilleur goût et plus de force au gomasio.

Les soupes

◆ *Soupes « miso »*

Rapides, faciles et digestes, les soupes à base de miso se déclinent à l'infini. Une solution pour s'hydrater à chaque repas. Le miso est une lacto-fermentation contenant des éléments vivants. Il faut donc éviter de le cuire : on l'ajoute toujours hors du feu en le laissant infuser quelques minutes. En hiver, on peut cependant laisser frémir la soupe 2 minutes. En automne et en hiver, utiliser plutôt les légumes racines, et au printemps et en été, plutôt les légumes feuilles. Le miso de soja se sert plutôt en hiver, celui d'orge plutôt en été, et le miso de riz en toute saison.

La recette de base

Faire chauffer de l'eau. Découper les légumes en menus morceaux : émincés, en lamelles, bâtonnets, cubes. Mettre les légumes dans l'eau bouillante et laisser frémir 2 à 6 minutes selon la densité du légume. Prélever un peu du bouillon pour y diluer le miso (la quantité selon le goût, mais attention, le miso est déjà salé). Verser le miso dilué dans la soupe, mélanger, arrêter le feu et laisser infuser quelques minutes, le temps que les saveurs se mélangent. Consommer au début du repas en petites quantités. Ajouter éventuellement dans les bols : du gingembre râpé, des herbes fraîches aromatiques, un peu d'huile, des rondelles de poireaux ou d'oignons nouveaux, de cébettes ou ciboulette.

Variantes gourmandes :

- *Miso et persil : très tonique et parfumé.*
- *Miso et navet : une manière très agréable de consommer le navet.*
- *Miso, navet blanc et poireau.*
- *Miso, fanes de radis et fanes de carottes.*
- *Miso et trois racines : bâtonnets de radis noir (piquant), navet (neutre), panais (parfumé et doux). Et ne pas oublier tous les mélanges possibles avec les algues, le tofu…*

◆ *Soupe chinoise acidulée*

4 à 5 champignons noirs secs
2 champignons parfumés sec ou shitake
200 g de tofu
2 petits oignons nouveaux
2 à 3 cuillerées à soupe de tamari
1 cuillerée à soupe de gingembre frais râpé
1 œuf

1 cuillerée à soupe d'huile de sésame
Vinaigre de riz
2 cuillerées à soupe d'arrow-root
Une pincée de sucre

Faire tremper les deux types de champignons séparément dans l'eau tiède pendant 15 minutes, ou plus si on a le temps. Égoutter. Garder l'eau de trempage des champignons parfumés, et jeter celle des champignons noirs. Oter les pieds fibreux et émincer. Couper le tofu en bâtonnets d'un demi-centimètre de large et deux de long. Couper les oignons en rondelles. Chauffer un litre d'eau, y verser les champignons, l'eau de trempage des champignons parfumés, le tofu, et la moitié des oignons. Ajouter le tamari, le vinaigre, le sel, une pincée de sucre, porter à ébullition.

Délayer l'arrow-root dans un peu de bouillon (ou, à défaut, une cuillerée de Maïzena). Verser dans la préparation en mélangeant quelques minutes à feu très doux pour que l'arrow-root épaississe, puis redonner un léger bouillon. Casser un œuf dans un bol, le battre énergiquement, puis le verser dans la soupe en ébullition. Attendre quelques secondes pour que l'œuf prenne, puis battre encore avec des baguettes ou deux fourchettes pour obtenir des filaments irréguliers. Enlever alors la casserole du feu. Verser un peu d'huile de sésame. Remuer. Servir dans des bols individuels avec du gingembre râpé au dernier moment et quelques rondelles d'oignons.

Remarque : cette soupe est très réchauffante et nourrissante.
Accompagnée d'un bol de riz nature, c'est un repas complet.

Variantes gourmandes :

Mettre du poireau, avec son vert et son blanc, à la place des oignons nouveaux, ou encore, de l'échalote. De la coriandre et de l'ail grillé en plus ou à la place du gingembre. Des nouilles de riz à la place ou en plus du tofu. Sans champignon, avec des cubes de tomates pelées et épépinées, deux œufs au lieu d'un pour donner plus de consistance. Ce serait une variante pour la saison d'été.

Conseils santé :

Les champignons (de Paris ou asiatiques) conviennent aux personnes qui ont les intestins sensibles car ils apportent des fibres non irritantes, qui stimulent le transit. Cette soupe, réalisée avec des légumes en morceaux, présente un effet-fibre plus important que lorsque les légumes sont mixés.

En cas de colites et de ballonnements, supprimer l'oignon ou le remplacer par un peu de cébettes, de carottes, de navet, seuls ou tous ensemble.

◆ *Soupe libanaise aux lentilles corail et au vert de blettes*

1 bol de lentilles corail
Une bonne poignée de vert de blettes
3 à 4 gousses d'ail
1 citron bien juteux
1 cuillerée à café de cumin en poudre
1 cuillerée à soupe d'huile d'olive

Mettre les lentilles dans une casserole et les couvrir d'un litre d'eau froide. Bien mélanger tout de suite car elles ont tendance à coller au fond. Faire monter la température de cuisson tout doucement à découvert. Attention, ça déborde facilement ! Dès l'ébullition, baisser le feu et continuer à cuire, mi-couvert, à feu très doux. Elles sont cuites quand elles sont en purée. Séparer le vert de blettes du blanc. Couper en lanières puis en carrés. Chauffer l'huile dans une sauteuse et y poser les blettes. Verser un demi-verre d'eau, attendre 3 minutes, puis arrêter le feu. Laisser la casserole couverte. Éplucher l'ail et le réduire en purée que l'on fait griller dans une poêle huilée bien chaude. Dès qu'il commence à brunir, verser sur les lentilles. Mélanger les lentilles et les blettes. Parfumer au cumin. Saler. Ajouter le jus de citron juste avant de servir.

Remarque : c'est le citron qui va lier les lentilles aux blettes et donner le vrai goût libanais. Expérimenter soi-même pour trouver son goût.

Conseil santé :

Les lentilles corail sont parmi les plus digestes et les plus rapides à cuire. Dans cette recette, le vert de blettes, le cumin et le citron les rendent encore plus légères.

◆ *Velouté de choux frisé*

1 chou frisé moyen
1 petite cuillerée à soupe d'huile
2 cuillerées à soupe de kouzu
2 cuillerées à soupe de tamari
½ cuillerée à café de cumin en poudre

Séparer les feuilles du chou, les laver, et ôter les deux premiers centimètres des côtes si elles sont dures. Émincer finement. Faire revenir dans d'huile chaude, couvrir et laisser cuire à l'étuvée pour obtenir une consistante tendre. Assaisonner avec du tamari et du cumin. Délayer dans ¼ de litre d'eau froide deux cuillerées à soupe de kouzu. Placer sur le feu et remuer constamment jusqu'à épaississement (voir la préparation du kouzu page 96).Verser sur le chou, mélanger et laisser cuire à feu doux encore 5 minutes.

Remarque : le kouzu (voir page 143) et le tamari sont là pour faciliter la digestion du chou. On peut remplacer le kouzu par de l'arrow-root.

◆ *Soupe aux abricots*

400 g d'abricots secs
100 g de noix ou d'amandes concassées
2 cuillerées à soupe de sauce tomate
1 oignon moyen
50 g de sucre
1 cuillerée à café de coriandre
1 pointe de couteau de piment oiseau sec et moulu
Poivre noir moulu
Huile

Laisser tremper les abricots secs dans de l'eau chaude pendant une demi-heure environ. Émincer l'oignon et le faire dorer dans l'huile. Couvrir avec de l'eau, ajouter les abricots, le sel, une petite pointe de couteau de piment oiseau moulu, le poivre et la coriandre en poudre. Faire mijoter à feu doux jusqu'à cuisson complète des abricots. Ajouter ensuite le sucre, la sauce tomate, les noix concassées (ou les amandes). Ajouter éventuellement de l'eau et faire bouillir quelques minutes. Servir avec du pain complet grillé.

Conseil santé :

Le piment oiseau est très parfumé et très fort ! À utiliser avec précaution en ajustant la quantité selon son goût.

Les entrées et salades

◆ *Salade de choucroute sans vinaigrette*

1 betterave cuite
3 pommes de terre cuites
2 carottes cuites
1 oignon
100 g de choucroute crue nature

Couper les légumes en petits dés ou en fines lamelles. Les mélanger avec la choucroute crue, de préférence au moins une demi-heure à l'avance pour que les légumes aient le temps de s'imprégner du sel et de l'acidité de la choucroute.

Remarque : c'est une agréable manière de consommer les légumes lactofermentés qui, ici, servent d'assaisonnement. D'autres mélanges sont possibles.

Conseil santé :
En cas de colites, supprimer l'oignon.

◆ *Courgettes au yaourt*

4 petites courgettes vertes et jaunes
1 yaourt de brebis
1 oignon blanc nouveau
6 à 8 feuilles de menthe
2 cuillerées à soupe d'huile d'olive

Choisir les courgettes petites et fermes, si possible une verte et une jaune. Les découper en bâtonnets d'½ centimètre de large. Saler légèrement. Couper l'oignon très fin avec le vert s'il y en a. Hacher finement la menthe. Incorporer aussitôt la menthe et l'oignon au yaourt. Saler.

Dans l'assiette : *poser un tas de courgettes, verser une cuillère de sauce au yaourt, arroser avec un peu d'huile d'olive. On peut bien sûr mélanger le tout, mais ainsi servi l'œil profite des délicates teintes pastel qui se dévoilent à chaque cuillerée.*

◆ Salade de chou rouge

1 petit chou rouge
1 pomme
½ citron
1 prune umebosi
2 cuillerées à soupe d'huile de tournesol

Râper ou couper finement le chou en laissant de côté la partie dure de la base. Peler, évider la pomme et la couper en fines lamelles. Mélanger avec le chou. Préparer une vinaigrette avec une prune umebosi écrasée (ou une demi-cuillerée à café de purée de prunes), le jus d'un demi-citron bien mûr, l'huile. Incorporer et laisser reposer quelques minutes avant de servir.

Variante gourmande :

Faire une vinaigrette avec du garam-massala pour une version relevée ou avec du carvi en poudre pour une version plus parfumée. Remplacer la pomme par la courge butternut ou le potimarron, cru et détaillé en fines lamelles également (3 mm).

◆ Beurre d'algues

25 g de salade de pêcheur en paillettes
1 à 2 petites échalotes
1 cuillerée à soupe de câpres
100 g de farine de soja précuite
50 g de margarine végétale
3 petites carottes
Une petite poignée de graines de tournesol pré-germées
Jus d'½ citron
Sel

Mettre à tremper les graines de tournesol la veille ou au moins deux heures à l'avance. Jeter l'eau de trempage. Égoutter. Faire tremper pendant 10 minutes les algues dans un peu d'eau, juste assez pour qu'elles soient humectées. Bien égoutter s'il reste un peu d'eau. Émincer les échalotes. Râper finement les carottes. Mixer tous les ingrédients assez longuement afin d'obtenir une crème onctueuse, comme une margarine.

Dans l'assiette :

Servir ce beurre en entrée tartiné sur des toasts grillés et accompagnés d'une salade. Ou bien ajouter une noix de ce beurre dans des céréales chaudes.

◆ *Humus aux pois chiches germés*

3 tasses de pois chiches germés
3 cuillerées à soupe de purée de sésame blanche
3 cuillerées à soupe de jus de citron
2 gousses d'ail (facultatif)
1 cuillerée à soupe d'algue salade du pêcheur en paillettes
1 cuillerée à soupe de tamari
1 cuillerée à soupe de persil ciselé

Mixer tous les ingrédients. Ajouter une ou deux cuillerée à soupe d'eau si la consistance est épaisse.

Laisser reposer 15 minutes. En garnir le creux de feuilles de laitues et saupoudrer de persil.

Comment faire germer les graines ?

Mettre les graines dans un bocal et les recouvrir d'eau pure.

Fermer l'ouverture avec une étamine fixée à l'aide d'un élastique.

Laisser reposer une nuit.

Verser les graines dans une passoire ou un tamis.

Rincer abondamment sous le robinet.

Les remettre dans le bocal et replacer l'étamine.

Laisser égoutter le bocal incliné à 45°
(sur l'égouttoir de vaisselle, par exemple).

Le bocal doit rester à l'abri de la lumière directe.

Rincer les graines à grande eau 2 fois par jour.

La consommation peut commencer, selon les graines et la température ambiante, après 1 à 10 jours.

◆ *Salade vietnamienne aux graines germées :*

250 g de soja germé
30 g d'alfalfa germé (ou deux grosses pincées)
1 petit chou chinois
1 carotte râpée moyenne
Une dizaine de feuilles de menthe fraîche

Vinaigrette aigre-douce :

2 cuillerées à soupe de vinaigre de riz
1 cuillerée à café de gingembre frais râpé
1 cuillerée à soupe de shoyou
1 cuillerée à soupe d'huile au choix
1 cuillerée à café de malt de riz ou deux pincées de sucre

Détailler le chou en quatre, puis découper en lanières de 1 cm de large. Laisser le dernier tiers de côtes blanches épaisses pour une cuisson à l'étouffée ou une soupe miso. Mélanger les graines germées, les feuilles de chou et la carotte râpée avec les feuilles de menthe entières. Préparer la vinaigrette, assaisonner et laisser reposer au frais une quinzaine de minutes avant de servir, le temps que le chou et le soja, d'un goût neutre, s'imprègnent des saveurs de la vinaigrette.

◆ *Pâté aux haricots azuki*

200 g d'haricots azuki
6 cm d'algue Kombu
2 courgettes moyennes
250 g de champignons
4 cuillerées à soupe de beurre de sésame
100 g de margarine
80 g de levure alimentaire en paillettes
Tamari
Sel, nigelle, marjolaine (1 cuillerée à café de chaque)

Faire tremper les haricots une nuit. Ou encore mieux, les faire germer. Jeter l'eau de trempage. Rincer. Cuire dans trois fois leur volume d'eau, avec l'algue kombu, à feu très doux et jusqu'à ce qu'ils soient totalement fondants sous deux doigts. Bien égoutter. Garder le jus de cuisson pour le servir ultérieurement en bouillon chaud. Laver, découper et cuire les courgettes et les champignons à la vapeur. Mélanger les haricots, l'algue et les légumes. Incorporer tous les autres ingrédients. Vérifier l'assaisonnement et mixer. Verser la préparation dans un moule à cake huilé et cuire au four th. 180°C durant 30 à 40 minutes. Ainsi cuit, ce pâté aura une consistance grillée à la surface et moelleuse à l'intérieur. On peut aussi cuire ce pâté dans des ramequins individuels.

Dans l'assiette :

Servir chaud ou froid, découpé en tranches ou tartiné.

Conseil santé :

Les azukis, petits haricots rouges japonais font partie de la famille des légumineuses si riches en fibres.

Les céréales

◆ *Moelleux de riz avec lentilles et oignons*

200 g de riz rond demi-complet
100 g de lentilles vertes ou blondes
3 oignons
3 à 4 feuilles de sauge ou sarriette
Cumin, coriandre (1 cuillerée à café de chaque)
Huile d'olive ou de sésame

Chauffer un litre d'eau avec une cuillerée à soupe d'huile et deux à trois feuilles de sauge ou une pincée de sarriette. Faire bouillir les lentilles dans une autre eau pendant 5 minutes environ. Laver le riz à l'eau claire pour enlever l'amidon. Puis le mélanger avec les lentilles dans une casserole à fond épais. Verser l'eau chaude huilée et salée de manière à ce que le niveau dépasse de 3 cm le niveau des graines. Ajouter une demi-cuillerée à café de cumin et de coriandre en poudre. Mélanger, et rectifier le sel. Porter à ébullition, couvrir et laisser cuire à feu très doux 40 à 50 minutes. Couper les oignons en moitié puis en fines lamelles. Bien chauffer l'huile (sésame en hiver, olive en été) et y faire dorer les oignons en remuant régulièrement. Déposer les oignons sur le mélange riz-lentilles et servir bien chaud.

Astuce cuisine :

Accompagner ce riz d'une salade bien mélangée en été (exemple : laitue, concombre, tomate, persil, citron, poivron), de carottes râpées, en hiver et une cuillerée à soupe de légumes lacto-fermentés ou deux à trois rondelles de radis noir.

Variantes gourmandes :

Associer des lentilles avec du petit épeautre ou des lentilles avec du gros boulghour. Varier aussi les proportions des graines.

◆ *Riz basmati au quinoa rouge*

2 verres de riz basmati complet
1 verre de quinoa rouge
Huile
Sel
Tamari

Mélanger le riz et le quinoa, saler, ajouter une cuillerée à soupe d'huile de votre choix, recouvrir d'eau froide 2 cm au dessus du niveau des céréales (l'huile évitera ici que les grains ne collent). Porter très doucement à ébullition, couvrir et laisser cuire à feu très doux 20 minutes. Arrêter le feu et laisser gonfler encore une dizaine de minutes.

Dans l'assiette :

Les petits points rouge de quinoa sont très jolis à voir. À servir avec des légumes vapeur et une purée de légumes doux, potimarron, par exemple.

Remarque : en cas de colites, utiliser du riz basmati demi-complet.

◆ *Boulettes de sarrasin aux poireaux*

3 ou 4 poireaux
100 g de farine de sarrasin
2 œufs
Sel
Huile de sesame
Tamari

Couper en petits morceaux les poireaux avec leur vert. Laver, égoutter. Faire chauffer dans une sauteuse deux cuillerées à soupe d'huile de sésame. Déposer les poireaux et les faire revenir à couvert et à feu doux.

Pour faire les boulettes :

Mettre à chauffer deux litres d'eau avec une cuillerée à café de gros sel. Mélanger les œufs, le sel, la farine et un peu d'eau afin d'obtenir une pâte épaisse qui tient à la cuillère lorsqu'on la retourne. Prendre la pâte avec une petite cuillère et la faire glisser avec le doigt dans l'eau bouillante. On aura une vingtaine de boulettes environ. Laisser cuire 7 à 8 minutes : elles remontent à la surface. Mélanger ces boulettes aux poireaux, et assaisonner avec du tamari. Couvrir et laisser cuire à feu doux encore 5 minutes.

Dans l'assiette :

Avec du riz complet, des légumes vapeur (carottes en gros morceaux parfumés au carvi par exemple), et une crudité verte.

Variante gourmande :

Remplacer les poireaux par des oignons. Mélanger les poireaux (ou les oignons) avec des algues « spaghetti de mer ». Remplacer le sarrasin par de la semoule fine.

Remarque : ces boulettes de sarrasin sont agréables à utiliser dans les pot-au-feu et enrichissent les bouillons de légumes.

◆ Galette d'avoine aux poireaux

4 gros poireaux
100 g de petits flocons d'avoine
1 verre de lait de riz
100 g d'emmental râpé
4 œufs
Sel
Poivre
Nigelle

Faire cuire à la vapeur les poireaux coupés en tronçons. Laisser gonfler les flocons d'avoine dans le lait de riz pendant une dizaine de minutes, puis ajouter le fromage et les oeufs battus, les poireaux égouttés, le sel et les épices. Graisser un plat rectangulaire allant au four. Verser la préparation et l'étaler sur 3 cm d'épaisseur. Cuire au four th. 180°C durant 30 minutes.

Dans l'assiette :
Servir avec un coulis de tomates au basilic ou un coulis de carottes au carvi.

◆ Galettes de riz

400 g de riz demi-complet cuit
1 oignon
1 poivron rouge
1 cuillerée à café de graines de fenouil
1 cuillerée à soupe de Maïzena
Huile
Sel
1 poignée de graines de tournesol grillées

Couper l'oignon en petits dés et le poivron en allumettes de 2 cm de long. Faire revenir les deux ensemble dans un peu d'huile. Mélanger avec le riz, les graines de fenouil, le sel et la Maïzena. Malaxer pour obtenir une pâte qui se tient. On peut aussi passer au mixer. Ajouter les graines de tournesol grillées et malaxer encore un peu. Bien chauffer une poêle à fond épais, et y verser un peu d'huile. Former avec les mains des boulettes de la taille de la paume à moitié refermée. Aplatir puis arrondir les bords. Les galettes ainsi obtenues font 6 cm de diamètre environ. Faire brunir les deux côtés 2 à 3 minutes en retournant plusieurs fois.

Les légumes

◆ *Chou chinois braisé*

1 chou chinois moyen
1 cuillerée à soupe d'huile de sésame
2 cuillerées à soupe de tamari
½ cuillerée à café de cumin en grains

Utiliser une poêle à fond épais.

Détailler le chou en quatre, puis retailler en lamelles de 2 cm d'épaisseur, le vert et les côtes blanches, en ne laissant que le trognon avec la partie dure de la base. Chauffer l'huile et faire braiser le chou en touillant régulièrement pendant 5 minutes, à feu vif. Baisser le feu au minimum, couvrir et cuire encore 5 minutes. Le chou chinois étant très aqueux, il n'est pas nécessaire d'ajouter d'eau (à condition d'avoir une bonne casserole à fond épais et de finir la cuisson à petit feu). Ajouter le tamari et le cumin. Laisser infuser l'assaisonnement quelques minutes avant de servir.

Variante gourmande :

Ajouter une cuillerée à café de gingembre frais râpé et une cuillerée à soupe de persil ou de ciboulette.

◆ *Céleri aux trois couleurs*

1 pied de céleri avec branches et feuilles
1 poivron rouge
1 poivron vert
1 carotte
1 cuillerée à soupe d'huile d'olive
1 cuillerée à soupe de shoyou

Hacher fin les feuilles de céleri, couper les branches et le pied en dés, les poivrons en fines lamelles, les carottes en fines demi-lunes. Faire revenir dans l'huile chaude les poivrons d'abord, pendant 5 minutes. Ajouter les carottes et les dés de céleri branche. Faire revenir encore 5 minutes avant d'ajouter les feuilles. Verser un demi-verre d'eau, couvrir et laisser cuire encore 5 minutes. Arroser de shoyou avant de servir.

◆ *Galettes de panais*

500 g de panais
2 à 3 cuillerées à soupe de farine bise
2 œufs
3 échalotes (ou 1 oignon rouge)
2 à 3 cuillerées à soupe de crème de soja
1 petit bouquet de persil
Sel
Poivre
Huile

Éplucher le panais et le râper à la grille fine. Hacher finement les échalotes et le persil. Battre les œufs dans un plat creux et ajouter les légumes et la farine. Verser la crème de soja. Assaisonner. Chauffer un peu d'huile dans une poêle à fond épais. Verser la pâte à l'aide d'une cuillère, étaler et cuire les galettes de chaque côté en les retournant plusieurs fois (10 minutes environ).

Le panais est une variété de carotte blanche très anciennement utilisée et remplacée progressivement par la carotte. Grâce à l'agriculture biologique, le panais revient sur le marché. Très parfumé, ce légume est bienvenu dans les soupes et les bouillons.

◆ *Petits pois à l'estragon*

1 kg ½ de petits pois à écosser
8 petits oignons blancs
6 carottes nouvelles
1 cuillerée à soupe d'huile d'olive
1 cuillerée à soupe d'estragon frais ciselé
Sel
Tamari

Écosser les petits pois. Préparer une sauteuse à fond épais. Faire revenir pendant 5 minutes dans l'huile d'olive les petits oignons épluchés et les carottes coupées en quatre dans le sens de la longueur. Ajouter les petits pois, l'estragon et un demi-verre d'eau. Cuire à feu doux pendant 45 minutes (ou plus selon la qualité des petits pois). Surveiller la cuisson en ajoutant deux à trois fois un demi-verre d'eau chaude. Les petits pois nouveaux sont délicieux cuits ainsi, avec un minimum de rajout de liquide. Assaisonner avec deux cuillerées à soupe du tamari en fin de cuisson.

Variante gourmande :

Même procédé mais avec des fleurs de sureau. Dans ce cas, à la place de l'estragon, mettre trois ombrelles de fleurs fraîches équeutées (veiller à bien éliminer les pétioles verts), ou deux bonnes pincées de fleurs séchées. Un plat délicat pour fêter le printemps !

◆ *Légumes sautés au wok*

Branches et feuilles d'un pied de céleri
1 poivron rouge
1 poivron vert
1 carotte
2 cuillerées à soupe d'huile d'olive
2 cuillerées à soupe de shoyou
Gingembre frais (un morceau de 2 cm)

Couper les feuilles de céleri très fin, les branches et le pied en dés, les poivrons en fines lamelles, les carottes en demi-lunes. Éplucher le gingembre et le tailler en fines allumettes. Choisir une casserole à revêtement anti-adhésif (ou un wok). La faire chauffer jusqu'à ce qu'elle fume légèrement. Verser un peu d'huile et lorsque celle-ci crépite, mettre les carottes et le gingembre ensemble. Remuer, soulever, décoller de manière à ce que tous les morceaux soient en contact avec la chaleur, ceci pendant 2 à 3 minutes, selon la densité et la taille des morceaux. Le légume doit rester craquant. Réserver les carottes. Procéder de la même manière avec les poivrons, deux minutes ; les dés de céleri, 1 minute ; le vert de céleri, 30 secondes. Remettre, si nécessaire un peu d'huile entre les passages. Remettre tous les légumes dans la casserole. Arrêter le feu, verser le shoyou et laisser infuser deux minutes. Servir aussitôt si possible sur des assiettes chaudes.

Variante gourmande :

1/ Faire une liaison avec du kouzu ou de l'arrow-root. L'intégrer aux légumes et servir aussitôt.

2/ Tous les mélanges de légumes sont possibles. L'important est qu'ils soient taillés finement. Expérimentons la différence de goût selon la manière de découper : triangles, lanières, demi-lunes, cubes, allumettes…

3/ On peut ajouter aux légumes du tofu, des algues, des champignons…

Remarque : le wok est une casserole à tout faire de la cuisine chinoise. Le sauté au wok est une technique de cuisson très saine. En effet, « l'huile chaude saisit et contracte l'aliment qui y est plongé, l'enrobe d'une mince pellicule. Les sucs vivants sont ainsi piégés à l'intérieur du morceau de nourriture, ce qui permet de conserver quelques principes de vie utilisables par l'organisme dès son ingestion ». (P.H. Meunier)

◆ *Orties à l'étuvée*

4 grosses poignées d'orties
2 oignons moyens
Huile d'olive
Jus d'un citron
Sel, tamari

Laver les orties et, sans essorer, les découper grossièrement. Faire fondre dans l'huile d'olive les oignons émincés. Poser dessus les orties et couvrir afin de laisser cuire à petit feu et à l'étuvée.

Remarque : c'est le jus de citron qui va arrondir le goût des orties, parfois un peu âpre. On peut aussi, pour adoucir, ajouter après cuisson, un filet supplémentaire d'huile d'olive et de citron. L'ortie est un puissant minéralisant, elle facilite le transit intestinal et fortifie le foie.

Comment cueillir les orties ?

Mettre des gants, couper avec des ciseaux les sommités des tiges d'orties (derniers 10 cm environ), avant la floraison. Choisir les feuilles d'un vert clair plutôt que foncé. Séparer les feuilles des tiges si celles-ci sont dures. Dans les lieux humides, et au début de saison, les feuilles sont tendres sur toute la longueur de la tige.

◆ *Brocolis à la vinaigrette d'orange*

1 kg de brocolis
Vinaigrette :
2 cuillerées à soupe de vinaigre de cidre
2 cuillerées à soupe d'huile
1 cuillerée à café de zeste d'orange
2 cuillerées à soupe de shoyou
½ de carotte râpée

Séparer le brocolis en plusieurs bouquets. Libérer le trognon de sa peau fibreuse et le couper en rondelles. Cuire à la vapeur de manière à ce que le chou reste craquant (tester au couteau). Servir chaud accompagné de la vinaigrette qui donnera un beau contraste de couleur.

Variante gourmande :

Faire une vinaigrette aux fleurs de mimosa à la place du zeste d'orange et au vinaigre de riz à la place du vinaigre de cidre.

◆ *Pot-au-feu végétarien*

2 poireaux
2 carottes
1 oignon
¼ de céleri-rave moyen
¼ de potimarron moyen
Huile
Herbes de Provence
Laurier
Sel
Tamari

Faire revenir l'oignon coupé en petits dés pendant 5 à 6 minutes dans deux cuillerées à soupe d'huile de tournesol ou d'olive. Ajouter les carottes et le céleri coupés en gros morceaux. Verser deux verres d'eau, porter à ébullition et laisser cuire à feu doux pendant 10 minutes. Ajouter les poireaux, un verre d'eau, porter à ébullition et cuire 5 minutes. Mettre enfin le potimarron, encore deux verres d'eau, les herbes, porter à nouveau à ébullition et cuire à feu doux 5 minutes. Ajouter à ce stade encore un demi-litre d'eau et après l'ébullition, laisser mijoter tout doucement 30 minutes.

Variante gourmande :

On peut remplacer le potimarron par une poignée d'épinards hachés grossièrement pour avoir un bouillon vert. On peut aussi mélanger épinards et potimarron.

Conseil santé :

En cas de colites et de ballonnements, on peut préparer un pot-au-feu aux carottes, panais, potimarron, patates douces et fenouil.

◆ *Spaghetti de la mer sautés*

50 g de spaghetti de la mer
2 gros oignons rouges
1 cuillerée à soupe de tamari
1 cuillerée à soupe d'huile de sésame

Faire tremper les algues dans trois verres d'eau froide pendant 10 minutes. Égoutter et garder l'eau de trempage. Couper les oignons en grosses lamelles, les faire revenir dans l'huile de sésame, ajouter les algues et faire cuire 5 minutes en remuant souvent. Verser le jus de trempage sur les algues et continuer à cuire, couvert et à feu doux, encore 15 minutes. Ôter le couvercle, augmenter le feu et cuire jusqu'à l'évaporation du jus. Ajouter un peu de tamari en fin de cuisson.

Variante gourmande :
Ajouter quelques feuilles d'épinards coupées en lanières.

Conseil santé :
En cas de colites et de ballonnements : remplacer les oignons par des carottes et le tamari par du sel.

◆ *Tagine de légumes au beurre de sésame*

2 oignons
4 carottes
2 poivrons rouges
4 tomates
2 cuillerées à soupe de concentré de tomates
5 gousses d'ail
3 cuillerées à soupe de Tahin
1 pincée de piment
½ cuillerée à café de quatre épices

Découpe des légumes :
Oignons : en lamelles
Ail : haché grossièrement
Tomates, poivrons, carottes : en cubes d'un centimètre environ.

Faire revenir dans l'huile les oignons et l'ail d'abord (2 minutes), ensuite les carottes et les poivrons (3 minutes), et à la fin les tomates. Délayer le concentré de tomates dans un demi-litre d'eau, verser sur les légumes et laisser mijoter 30 minutes. Ajouter le sel, les quatre épices et le piment. Délayer trois cuillerées à soupe de tahin dans un peu d'eau froide et verser sur les légumes. Monter le feu en remuant bien (attention, le tahin brûle facilement au fond de la casserole). Quand la sauce commence à épaissir, baisser le feu et laisser mijoter quelques minutes encore.

Variantes gourmandes :

Deux autres bons mélanges pour ce tagine : oignons et blettes (côtes et feuilles, ou feuilles seules). Oignons et beaucoup de coriandre fraîche.

Conseil santé :

En cas de colites : faire un tagine avec les légumes suivants : carottes, petits pois, haricots verts, blanc de blettes (sans ail, ni oignon, et si on utilise les tomates, elles doivent être pelées).

Les desserts

◆ *Gâteau au potimarron (sans sucre)*

4 gros morceaux de potimarron (400 g environ)
1 tasse de riz soufflé ou 2 galettes de riz
1 petite poignée de raisins secs
2 petites pommes
3 à 4 cuillerées à soupe de farine de blé bise
2 cuillerées à soupe de purée de cajou
2 cuillerées à soupe d'huile
1 pincée de sel
½ cuillerée à café de cannelle en poudre
1 sachet de sucre vanillé
1 poignée d'amandes effilées grillées

Cuire le potimarron à la vapeur. L'égoutter puis le réduire en purée. Éplucher et couper les pommes en petits morceaux fins. Mélanger dans une terrine, la purée de potimarron, la purée de cajou, le riz soufflé (ou les galettes de riz émiettées), les raisins secs, les dés de pommes, l'huile ainsi que la cannelle, la vanille et la pincée de sel. Ajouter trois cuillerées de farine et une quatrième, si nécessaire : la pâte doit être épaisse et non coulante. Verser dans un moule légèrement huilé et cuire 40 minutes au four th. 180°C. Décorer avec des amandes grillées avant que la croûte ne se forme.

Remarque : cette recette sans sucre est douce grâce à la bonne qualité du potimarron et à la maturité des pommes qui doivent être bien sucrées. Sinon on peut cuire les pommes dans une décoction de réglisse, 2 à 3 minutes (bien les égoutter avant de s'en servir).

Variante sans gluten *: Utiliser 2/3 de farine de riz et 1/3 de farine de soja.*

◆ *Gâteau d'été sans cuisson, au pain complet*

½ kg de pain bis environ, selon la taille du moule
2 pêches
2 poires
½ cuillerée à café d'anis vert en poudre
2 g d'agar-agar
Une petite poignée de pignons
2 cuillerées à soupe de sirop d'agave

Couper le pain en tranches d'un demi-centimètre d'épaisseur. Caler une couche de pain au fond d'un moule à cake puis tapisser toutes les parois. Recouper les tranches si nécessaire, de manière à ne pas avoir à les superposer. Griller à sec les pignons. Éplucher les fruits et les couper en quatre. Faire chauffer 4 dl d'eau avec une pincée de sel et l'anis vert. Plonger les fruits 30 secondes puis les égoutter. Faire fondre 2 g d'agar-agar dans deux cuillerées à soupe d'eau froide puis verser dans l'eau de cuisson des fruits. Donner un bouillon ou deux pour permettre à l'agar-agar de prendre. Ajouter le sirop d'agave. Incorporer les fruits. Verser la préparation aux fruits dans le moule tapissé de pain. Saupoudrer de pignons grillés. Laisser refroidir quelques heures au réfrigérateur. Démouler à l'envers sur un plat de service, puis remettre à l'endroit. Servir frais décoré de feuilles de menthe ou… de feuilles de pêcher et de poirier.

Variantes gourmandes :

Cette recette permet d'utiliser les restes de pain. Avec du pain complet, le goût sera plus rustique et le contraste net entre le sucré et le salé du pain.

◆ ***Clafouti aux pruneaux et potiron (sans sucre) :***

Une quinzaine de pruneaux dénoyautés
1 pomme
250 g de potiron
½ verre de lait d'amandes
½ verre de jus d'orange
3 cuillerées à soupe de farine de riz
3 œufs
1 cuillerée à café de cannelle
1 cuillerée à café d'anis vert en grains
Une petite poignée de pignons de pin
Une pincée de sel

Mettre à tremper les pruneaux 15 minutes dans l'eau chaude s'ils sont moelleux, ou la veille s'ils sont secs. Éplucher et cuire le potiron à la vapeur. Dénoyauter les pruneaux et les couper en deux. Éplucher et couper la pomme en lamelles. Préchauffer le four, th. 180°C. Huiler un plat, étaler les pommes et les pruneaux. Battre les œufs avec les épices, la farine, les liquides et la pincée de sel. Écraser le potiron, ajouter à la préparation et battre encore un peu. Verser sur les fruits, saupoudrer de pignons et cuire 35 minutes, th. 180°C.

◆ *Petits fours sans cuisson*

Aux dattes

100 g de dattes entières ou en pâte
100 g d'amandes en poudre
100 g de chapelure
½ cuillerée à café de gingembre en poudre
½ cuillerée à café de cannelle
¼ cuillerée à café de noix muscade
Zeste finement rapé d'une demi-orange

Dénoyauter et mixer les dattes si elles sont entières. Malaxer la pâte de dattes avec tous les autres ingrédients et une à deux cuillerées à soupe d'eau pour lier. Huiler légèrement les mains, prélever une noix de pâte et former des boules (rondes ou ovales) qu'on placera dans des barquettes en papier pour petits fours. Ou encore, rouler une boule sur deux dans de la noix de coco finement râpée, et servir sur un joli plateau de couleurs contrastées, une rangée de blanches et une rangée de noires…

Aux abricots

20 abricots secs et moelleux
100 g de pistaches vertes broyées
2 cuillerées à soupe d'eau de fleur d'oranger

Ouvrir les abricots avec précaution pour ne pas les déchirer. Mélanger les pistaches broyées avec l'eau de fleur d'oranger. Fourrer les abricots. Présenter sur un joli plateau rond en alternant une datte, un abricot. Décorer avec des pétales de soucis séchés ou frais, des fleurs de mauve ou intercaler de lanières d'oranges confites.

Variante gourmande :
On peut fourrer les abricots avec des pâtes d'amandes de différentes couleurs.

◆ *Petit gratin de figues*

½ kg de figues
2 cuillerées à soupe de farine de soja précuite
2 jaunes d'œuf
Sel
Une petite poignée de graines : sésame, pistaches ou pignons.

Mixer les figues avec la farine, les jaunes d'œuf et la pincée de sel. Étaler dans un plat huilé. Saupoudrer de graines et cuire 20 minutes au four préchauffé.

Remarque : cette recette permet d'utiliser les figues trop mûres ou écrasées.

◆ *Soufflé au quinoa et aux fraises*

50 g de quinoa
30 g de poudre de noisettes
3 blancs d'œuf
2 jaunes d'œuf
100 g de fraises
2 cuillerées à soupe de sucre roux
Zeste d'un demi-citron

Cuire le quinoa pendant 20 minutes à feu doux dans six fois son volume d'eau. Laisser gonfler hors du feu avec un couvercle. Ne pas laisser refroidir. Transvaser le quinoa dans un saladier. Couper les fraises en quartiers. Mélanger les jaunes d'œuf avec le sucre, puis ajouter la poudre de noisettes, le zeste de citron puis les fraises coupées en quatre. Incorporer ce mélange au quinoa. Monter les blancs en neige très ferme en ajoutant au départ une pincée de sel. Mélanger délicatement les blancs à la préparation au quinoa. Verser dans des moules individuels huilés ou dans un seul moule. Cuire au four, th. 200°C, 20 à 25 minutes. Déguster chaud, le soufflé retombe vite.

Variante gourmande :

On peut réaliser cette recette avec des pommes cuites type reinettes grises ou une purée de pommes.

Les boissons

◆ *Tisane stimulante*

Mettre à chauffer un litre d'eau la plus pure possible. Éteindre le feu lorsqu'elle frémit (juste avant l'ébullition). Ajouter deux pincées de chaque plante : anis vert, sauge, camomille, verveine et basilic... Couvrir. Laisser infuser 5 à 8 minutes. Boire bien chaud, si possible sans édulcorants. Boire un à deux bols par jour.

◆ *Jus de légumes lacto-fermentés*

Jus de betteraves, carottes, mélange de légumes, jus de choucroute. On les trouve dans le commerce, il existe différents producteurs français et européens. Boire un petit verre en début de repas.

◆ *Kombutcha*

Le kombutcha est un champignon que les Chinois avaient coutume d'appeler « tché » ou champignon de longue vie. Il se transmet de famille en famille depuis des siècles. La boisson proposée est une lacto-fermentation au cours de laquelle se forment des substances précieuses comme les oligo-éléments, les acides aminés, des levures et des enzymes actives. Le résultat est agréablement désaltérant et plein de vie. On en trouve toute prête dans les commerces bio et chez certains artisans producteurs (voir l'adresse à la fin du livre, page 157). Il existe par ailleurs sur Internet une large information sur le kombutcha (taper kombutcha) et les réseaux qui font circuler le champignon (j'ai reçu le mien par la poste). Mode d'emploi : un verre par jour éloigne la fatigue et maintient le bon fonctionnement des intestins. Trois verres par jour en cure de trois semaines. Encore mieux : en boire selon son envie, ainsi le corps prendra ce dont il a besoin.

La préparation :

1 litre d'eau la plus pure possible
3 cuillerées à soupe de thé vert de qualité
125 g de sucre biologique

Faire bouillir le thé et le sucre une demi-heure. Filtrer. Compléter pour reconstituer un litre si l'eau s'est évaporée. Verser le liquide dans un bocal en verre ou un récipient en terre, style vinaigrier, et laisser refroidir. Immerger la mère de champignon. Couvrir avec un tulle et laisser macérer quatre à cinq jours à température ambiante. Notre boisson est alors légèrement pétillante et peut être consommée de suite. Verser dans une bouteille en gardant un peu de liquide au fond du bocal pour que la mère kombutcha reste immergée en attendant la nouvelle préparation. On recommence de la même manière, en versant du thé froid sucré sur la base de kombutcha. La mère fera d'autres mères que l'on pourra offrir. Si on veut arrêter la production, on met le bocal au frigo, mais la base (thé sucré) doit être renouvelée de temps en temps (tous les quinze jours)… et l'on recommence quand on est prêt.

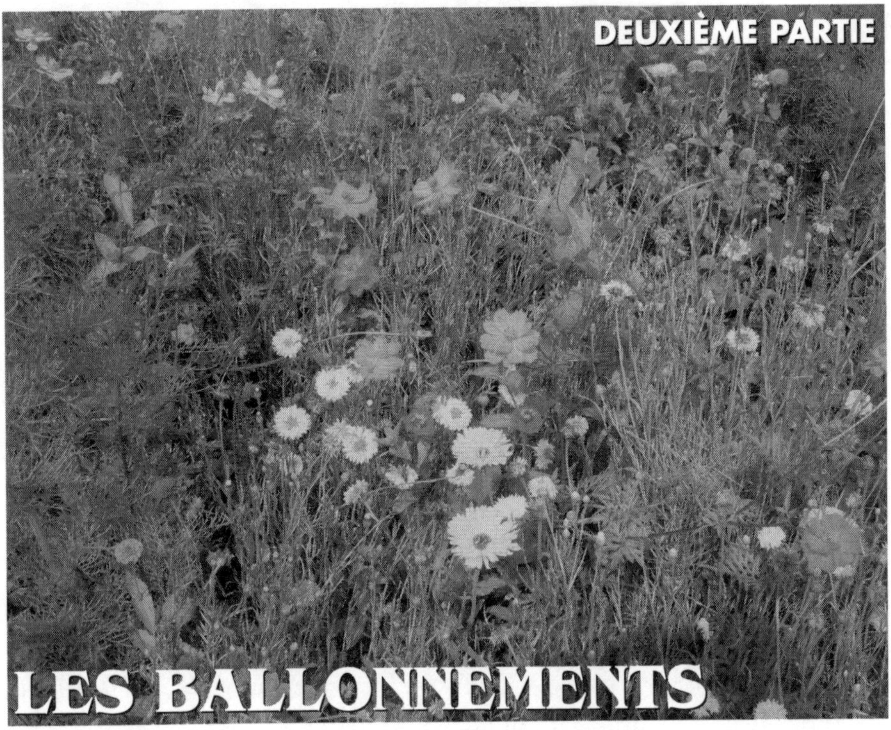

UN PEU DE PHYSIOLOGIE (D'OÙ VIENNENT CES FERMENTATIONS ?)

Les fermentations sont des phénomènes naturels qui ont lieu dans le côlon et qui font partie du fonctionnement normal de cet organe. Les résidus d'aliments non assimilés dans l'intestin grêle (fibres, certains glucides résistants, des protéines…) arrivent en effet dans le côlon et vont être attaqués par les bactéries qui peuplent le gros intestin. Leurs rôles sont multiples : ces « bonnes » bactéries, qui constituent la flore intestinale vivent en harmonie avec l'organisme qu'elles colonisent, stimulant les défenses immunitaires, limitant le développement des bactéries pathogènes, synthétisant certaines vitamines indispensables à notre santé (vitamine K et autres vitamines du groupe B). La production de gaz est donc normale, mais elle devient gênante lorsqu'elle est trop importante, et qu'elle provoque des distensions douloureuses. L'augmentation, parfois très impressionnante du volume de l'abdomen, peut entraîner des douleurs qui s'apaisent par l'émission de gaz. Autre gêne que rencontrent les personnes sujettes aux fermentations excessives : certaines souches de bactéries ont une prédilection pour les protéines, entraînant une production de gaz particulièrement nauséabonds. Pour améliorer les fermentations, il faut surveiller l'alimentation mais surtout veiller au bon état de la flore intestinale.

Par ailleurs, certains facteurs aggravent les fermentations coliques. Le stress, qui favorise les spasmes coliques et un transit irrégulier avec stagnation du contenu intestinal, majore les ballonnements. Une alimentation déstructurée, avec une alternance de repas sautés, et de repas trop copieux, dépasse les capacités digestives normales, les aliments mal digérés arrivant dans le côlon de façon irrégulière. La flore intestinale alors va s'attaquer aux résidus entraînant une production de gaz intense. Si vous avez des horaires de travail décalés, si vous grignotez ou que vous sautez régulièrement des repas, vous aggravez ce phénomène. La mastication est également un point à surveiller : un repas pris trop vite sans avoir le temps de mâcher favorise les fermentations, lorsque les aliments arrivent au côlon.

Enfin, certains aliments favorisent aussi les fermentations. Cette sensibilité est individuelle et dépend sans doute de la composition de la flore, propre à chaque individu. L'excès de certains glucides, comme l'inuline contenue dans l'artichaut ou le topinambour, le rafinose des haricots en grains ou l'amidon du pain frais encore chaud arrivent intacts dans le côlon, entraînant des fermentations plus ou moins intenses. Le lactose du lait et les édulcorants contenus dans les chewing gums et les bonbons sans sucre ont les mêmes inconvénients.

COMMENT S'EN SORTIR ?

Objectif n°1 : on se détend !

Comme dans toutes les pathologies digestives bénignes (constipation, gastrite, colite…), la gestion du stress est un élément central dans l'amélioration de fermentations intestinales. L'abdomen concentre les tensions, ce qui n'améliore pas la régularité du transit et favorise les ballonnements. Optez pour les exercices de respiration pour détendre le ventre après les repas. Allongé ou même assis, si vous n'avez pas d'autre solution, relâchez le ventre et gonflez-le doucement à chaque inspiration. Soufflez doucement en expirant l'air lentement. Répétez cet exercice pendant 5 minutes. Le ventre se décontracte, la circulation est améliorée et les gaz se répartissent mieux dans le côlon, s'évacuant plus facilement. Pensez à déboutonner votre jupe ou votre pantalon pour limiter les compressions et favoriser une meilleure circulation énergétique, pendant cet exercice.

De nombreuses personnes se plaignent d'importants ballonnements après le déjeuner. Effectivement, ce repas, qu'il soit pris rapidement au milieu d'une journée de travail ou à la maison entre deux activités domestiques, est en général bâclé, réduit à une pause de quelques minutes où l'on cherche avant tout à gagner du temps. Un tel stress ne peut qu'aggraver la situation. Si vous avez peu de temps pour déjeuner, optez pour une formule de repas simple : un plat + un dessert. Cela limite les volumes et vous permet d'avoir le temps de mastiquer les aliments. Décalez dans l'après-midi un fruit ou un laitage pour compléter vos apports. Si vous consommez régulièrement des sandwichs car vous n'avez ni le temps ni la possibilité de prendre autre chose, mangez-le par petits morceaux, en mastiquant bien. Le pain, riche en amidon et en fibres peut provoquer des flatulences quelques heures après sa consommation. Une mastication lente permet d'améliorer le transit car la salive contient une enzyme (l'amylase) qui facilite sa digestion. Essayez également de faire une petite marche de 10 minutes après le déjeuner, pour vous oxygéner et vous relaxer.

Objectif n°2 : surveillez votre rythme alimentaire.

Reprenez un rythme alimentaire régulier : trois repas par jour, avec éventuellement une collation (matin ou après-midi), en fonction de vos horaires. Oubliez le grignotage et surtout les repas sautés. Il est préférable de faire une pause légère (salade composée + laitage, ou pain + pâté végétal, fruit, ou encore soupe, fromage, compote) que d'escamoter totalement un repas. Si vous vous levez très tôt le matin, n'hésitez pas à faire une vraie collation (pain + fromage, par exemple) en milieu de matinée. Elle viendra compléter le petit-déjeuner et évitera un déjeuner trop important, favorisant la distension abdominale et les flatulences. Évitez également les grignotages après le dîner (biscuits, fruits secs…). Ils représentent un apport parfois important qui surcharge le tube digestif à un moment inapproprié.

Enfin évitez de boire une trop grande quantité d'eau pendant les repas : elle dilue les sécrétions digestives et ralentit la digestion. Le bol alimentaire, trop volumineux, bloque la digestion et entraîne des ballonnements. Buvez deux à trois verres d'eau maximum par repas et pensez à vous hydrater en dehors des repas. Choisissez de l'eau plate, du thé ou des tisanes, souvent mieux tolérés que les eaux gazeuses, qui peuvent majorer l'impression de ballonnements.

L'eau : plate ou gazeuse ?

Les eaux gazeuses sont souvent présentées, comme une aide à la digestion car elles sont riches en bicarbonates. Certes, les bicarbonates luttent contre l'acidité de l'estomac et peuvent faciliter la digestion chez certaines personnes. Si vous souffrez de ballonnements, et que vous appréciez l'eau gazeuse, limitez-vous à un verre par repas et complétez avec du thé ou des tisanes en dehors des repas.

Les horaires décalés : un vrai casse-tête

Si vous travaillez de nuit ou en alternance matin / soirée, essayez surtout de conserver trois repas (avec une collation, éventuellement). Vos horaires de repas ne pourront pas être réguliers, mais surveillez surtout l'écart de temps entre deux repas. Idéalement, il doit s'écouler environ six heures entre chacun d'eux, quel que soit votre rythme de travail.

Objectif n° 3 : chouchoutez votre flore intestinale

La flore intestinale est composée de différentes colonies qui vivent côte à côte, le développement et la prospérité de chacune d'elles limitant le développement des autres. La flore est relativement stable pour un individu donné, dans la mesure où son état de santé, de stress et ses habitudes alimentaires n'évoluent pas. Sous l'effet de différents facteurs (prise de médicaments, alimentation…), certaines colonies peuvent se développer de façon excessive, déséquilibrant toute l'écologie intestinale. La flore peut aussi être partiellement détruite sous l'effet des antibiotiques.

Les fermentations et les ballonnements excessifs sont souvent améliorés par un rééquilibre de la flore intestinale. Il faut pour cela jouer sur deux plans : réensemencer l'intestin avec des « bonnes » bactéries (probiotiques) et apporter, par le biais de l'alimentation, des aliments qui permettront aux bactéries de se développer (les prébiotiques). Les bactéries bienfaisantes sont les bactéries lactiques, présentes dans les laits fermentés (yaourts, kéfir). On les trouve également sous forme lyophilisée en sachet que l'on saupoudre sur les aliments. Pour être efficaces, elles doivent être consommées vivantes et en quantité suffisante. Il faut noter que ces bactéries ne se fixent pas dans le tube digestif. Elles y prospèrent quelques jours, puis sont éliminées dans les selles. Prenez donc l'habitude de consommer des laitages fermentés quotidiennement, pour un effet régulier. Les sachets, plus concentrés, peuvent s'utiliser par cure, en période de crise, par exemple. Veillez à « nourrir » correctement votre flore intestinale : les fibres douces (pectines, hémicellulose) sont bien adaptées, car elles entretiennent la flore, mais limitent la production de gaz. Carotte, pomme, poire, avoine en sont riches : ce sont des aliments à consommer régulièrement.

L'adaptation au changement

La flore intestinale n'apprécie pas les changements brusques d'alimentation. Les résidus alimentaires qui arrivent au côlon dépendent des aliments que vous consommez, et ils ne « plaisent » pas forcément à votre flore. Ainsi, si vous n'assimilez des légumineuses qu'exceptionnellement, votre flore ne sera pas en mesure de les métaboliser correctement.
En revanche, si vous en mangez en petites quantités, très régulièrement, vous les supporterez beaucoup mieux. De la même façon, lorsque l'on voyage ou que l'on fait un repas très différent de nos habitudes, on est facilement ballonné. Cela signifie également que moins on consomme un aliment, moins on le tolère !

Objectif n° 4 : faites les bonnes associations

Au cours d'un repas, des apports diversifiés et équilibrés favorisent l'équilibre de la flore intestinale. À l'inverse, l'afflux massif en un seul type d'aliment peut favoriser une fermentation plus intense et des ballonnements. C'est ce qui se passe lorsque l'on consomme uniquement du pain au petit-déjeuner. Les fibres et une partie de l'amidon contenu dans le pain vont arriver massivement dans le côlon et être attaqués par la flore intestinale. Résultat : une production intense de gaz et des ballonnements. Il en est de même si vous consommez une grande assiettée de lentilles ou de légumes fermentescibles comme le chou. La solution : composez des menus plus diversifiés. Par exemple, au petit-déjeuner, réduisez le pain à deux tartines, mais complétez avec un fruit cuit et un laitage fermenté (lait animal ou végétal). Au déjeuner et au dîner, associez toujours féculents et légumes ou crudités, afin de diversifier le type de fibres (cellulose dans les féculents, hémicelluloses et pectines dans les légumes). De la même façon, si vous consommez une pizza ou une tarte salée : mangez-en plutôt la moitié et complétez avec les légumes ou une salade. Vous évitez ainsi la dose massive d'amidon fermentescible.

Objectif n°5 : surveillez les aliments « à risques »

Ménagez également votre tube digestif : certains aliments entraînent des flatulences (artichaut, topinambour...). Mais la tolérance est très variable d'un individu à l'autre : il est important de bien se connaître, sans pour autant réduire de façon excessive ses choix alimentaires. Les aliments à surveiller sont surtout : le lait de vache, de brebis, de chèvre car ils contiennent du lactose. Consommés en grandes quantités, ils peuvent entraîner des fermentations et même des diarrhées. Les laits fermentés, les fromages et le lait de soja ne présentent pas cet inconvénient.

Les alliacées : ail, oignon, échalote et même poireau sont riches en molécules soufrées, qui donnent des flatulences et des gaz nauséabonds. Les choux, également riches en soufre, mais aussi en fibres, entraînent chez de nombreux sujets des ballonnements. L'artichaut et le topinambour contiennent de l'inuline, un glucide spécifique qui n'est pas assimilé et fermente dans le colon. Les légumineuses contiennent elles aussi des glucides indigestibles et des fibres que les bactéries coliques vont fermenter. Le son de blé, pris en grande quantité, parce que l'on souffre de constipation, par exemple, favorise également les ballonnements. Tous ces aliments ne sont cependant pas interdits. Pour en améliorer la tolérance, il est préférable de les éliminer totalement dans un premier temps, ce qui permet de mettre le côlon au repos. Ensuite, les réintégrer un par un et en petite quantité, pour vérifier leur tolérance.

DIX ALIMENTS ANTIBALLONNEMENTS

1/La prune umeboshi

Utile pour neutraliser l'excès d'acidité ou d'alcalinité et détruire les bactéries pathogènes des intestins.

En pratique

• Utilisez la prune umeboshi régulièrement pour bénéficier de son action (tous les deux jours, par exemple).

• Elle s'utilise comme un ingrédient complémentaire dans la plupart des plats : riz, légumes sautés, nouilles sautées, soupes…

• Elle se garde facilement car elle est fermentée et conservée en milieu acide.

Bon à savoir

Elle s'utilise à petite dose : comptez une petite prune fermentée, écrasée à la fourchette, pour une portion de riz ou de potage, par exemple.

2/Les végétaux à fibres douces

Les fruits et légumes contiennent des fibres douces (pectines et hémicellulose). Ils sont indispensables au bon fonctionnement du tube digestif, qu'ils stimulent doucement, sans irriter la muqueuse. Leurs fibres sont en partie assimilées et métabolisées par la flore intestinale, dont elles favorisent l'équilibre. Choisissez-les bien mûrs : pomme, poire, pêche, mais aussi mangue ou petite mirabelle. Évitez les fruits trop riches en fibres dures (kiwi, ananas…) et consommez-les épluchés, afin d'éliminer la cellulose de la peau (susceptible de fermenter). Les fruits cuits sont en général mieux toléré, car leurs fibres sont attendries. Les légumes à privilégier sont ceux qui ne contiennent pas trop de fibres, ni de substances soufrées, car ces dernières favorisent les fermentations intestinales. Les légumes les mieux adaptés sont les courgettes (et toutes les courges, comme le potimarron, la courge musquée…), l'aubergine, les salades douces (endive, mâche…), le cœur de fenouil, le céleri-rave, la carotte, les haricots verts très fins, les pois gourmands, et tous les légumes primeurs (petit navet, mini chou-fleur…). Toutes les parties d'un même légume n'ont pas le même effet : le vert de poireau est plus riche en soufre et en fibres que le blanc. Il sera donc plus difficile à digérer. De même pour le chou : le cœur d'un jeune chou vert peut être parfaitement toléré, alors que les feuilles externes provoqueront des ballonnements.

En pratique

• Les purées et les soupes de légumes sont souvent mieux tolérées que les légumes en morceaux. Mais attention au chou, à l'oignon ou au vert de poireau, qui, même mixés, peuvent provoquer des flatulences.

• Consommez des fruits bien mûrs, de saison, et si possible issus de culture biologique, pour limiter les produits potentiellement irritants ou néfastes à la flore intestinale.

• Attention à l'oignon, à l'ail et à l'échalote, ils fermentent facilement dans le côlon. Préférez la ciboulette très fine, le persil, la sauge qui ne présentent pas cet inconvénient.

Bon à savoir

La cuisson des choux dans deux eaux de cuisson, déconseillée car elle favorise la destruction des vitamines, peut être intéressante ici. Elle élimine une partie des substances soufrées et rend le chou beaucoup plus digeste.

3/Les céréales semi-complètes

(pâtes, pain, biscottes, galettes de riz, de maïs, farines...).

La richesse en fibres cellulosiques des céréales complètes favorise les ballonnements. Il est donc préférable de choisir des produits semi-complets, pour éviter un apport massif de fibres et des fermentations excessives.

Au pain de son, préférez les pains complets ou bis, au boulghour brut, préférez une semoule de couscous semi-complète, par exemple. Les farines complètes de blé, de sarrasin, de châtaigne ou de maïs provoquent moins de ballonnements, car leurs fibres sont réduites en petites particules. Une fois cuites (crêpes, pâtisserie…), elles sont particulièrement digestes. Méfiez-vous du pain peu cuit ou sortant du four, des gâteaux maison encore tièdes, des pizza : l'amidon de la farine qui n'est cuit que partiellement et très hydraté est difficilement assimilé. Il en parvient donc une partie dans le côlon, où cet amidon résiduel va être attaqué par les bactéries de la flore. Les ballonnements peuvent être particulièrement importants après l'ingestion des ces aliments. Optez pour le pain bien cuit et refroidi, dont vous pouvez griller les tranches pour en améliorer la cuisson de l'amidon. Les gâteaux faits maison seront également dégustés froids. Pour limiter les désagréments de la pizza, faites une pâte très fine et cuisez votre pizza à four très chaud, directement sur la sole du four.

En pratique

• Si vous ne supportez pas le pain au son, le riz complet, commencez par consommer des produits plus raffinés (pain bis, riz semi-complet...), puis progressivement, diversifiez les produits céréaliers, si vous le souhaitez.

• La tolérance des céréales est très variable d'un sujet à l'autre. Mais d'une façon générale, il est facile de repérer visuellement les céréales et les graines les plus riches en fibres dures, car elles sont concentrées dans les enveloppes externes (blé entier, quinoa, graine de lin, par exemple).

• Galettes de riz et de céréales, biscottes, flocons de céréales précuits sont plus digestes, car l'amidon qu'ils contiennent est parfaitement cuit.

Bon à savoir

La cuisson améliore la digestibilité des céréales et limite les fermentations. Si vous êtes sujet aux ballonnements, évitez les céréales crues, même mixées, comme préconisées dans certains régimes.

4/ L'agar-agar et la carragheen

Extraites des algues rouges, ces substances sont traditionnellement utilisées comme épaississants, en remplacement de la gélatine, d'origine animale. Leur apport en protéines est pratiquement insignifiant, mais elles contiennent des glucides spécifiques, des mucilages, qui se gorgent d'eau et forment un gel visqueux dans la préparation où ils sont ajoutés. On prépare ainsi des « flans » à base de fruits frais, de lait, de lait de soja...

Comme les pectines contenues dans les fruits, les mucilages ont un effet émollient, adoucissant la muqueuse intestinale et régénérant la flore colique. Ils sont en effet métabolisés par celle-ci, favorisant sa croissance et son équilibre. Les mucilages ont donc un effet bénéfique sur la qualité de la flore, limitant ainsi le développement des colonies indésirables. L'agar-agar, comme la carragheen, présente un léger effet laxatif. Outre leur effet équilibrant, ce sont des compléments intéressants en calcium et en fer : on peut donc en ajouter, à raison de quelques grammes, dans les terrines de légumes, les pâtés végétaux ou les desserts, et ce, régulièrement.

En pratique

À utiliser régulièrement, mais sans en abuser (effet laxatif). On peut s'en servir comme épaississant naturel pour améliorer la tolérance du lait des jeunes enfants. Pour être efficaces, les mucilages doivent être parfaitement hydratés donc ne pas les consommer tels quels, sous la forme de poudre.

Bon à savoir

L'effet gélifiant apparaît quand la préparation est parfaitement refroidie. Ajouté dans un potage, il n'en modifie ni la texture, ni le goût et permet d'augmenter la teneur en fibres douces.

5/Le tofu et les dérivés du soja

Hormis le haricot de soja, relativement indigeste du fait de sa richesse en fibres et en glucides mal assimilés, tous les dérivés du soja sont bien tolérés et n'entraînent pas de fermentations intestinales. En particulier, le tofu, pauvre en fibres, est assimilé facilement et ne provoque ni ballonnement ni fermentation intestinale. C'est une excellente source de protéines pour les végétariens, il est donc conseillé de le faire figurer régulièrement dans les menus, tout comme le tempeh. Non irritants, ils seront parfaitement tolérés si on les associe à des légumes apaisants (carotte, courgette…) et à des céréales semi-complètes. Choisissez du tofu et du tempeh nature, non fumé pour limiter les intolérances aux autres composants.

La tolérance du lait de soja et des crèmes desserts peut être moins bonne. Selon leur mode de fabrication, ils peuvent contenir des glucides indigestes contenus dans la graine de soja brute. Non assimilés, ces glucides fermentent dans le côlon, entraînant des ballonnements, comme les autres légumineuses. Testez plusieurs marques de lait de soja. En principe, ces glucides indésirables sont éliminés au cours du processus de fabrication. Les desserts fermentés à base de soja (« yaourt » au soja), sont généralement mieux supportés, du fait de l'acidification naturelle du produit. Les autres dérivés du soja (sauce, tempeh, miso) ont subi une fermentation (qui dure plusieurs mois) et rend le soja parfaitement digeste, même pour les sujets sensibles.

En pratique

• Évitez les graines de soja entières (soja noir ou jaune) qui peuvent donner des ballonnements.

• Consommez régulièrement du tofu, de la sauce soja, du miso, du tempeh, sans arrière-pensée.

• Testez le lait de soja pour en vérifier la tolérance.

Bon à savoir

Choisissez un tofu nature que vous cuisinerez vous-même (sauté avec des légumes, en pâté maison...), plutôt que des galettes industrielles qui peuvent contenir des oignons, des poivrons ou autres légumes qui donnent des gaz.

6/Le kéfir et les laits fermentés

Ces produits obtenus par fermentation naturelle grâce à la présence de ferments lactiques, contiennent des bactéries bénéfiques à l'équilibre de la flore intestinale. Pour profiter de leurs effets équilibrants, connus depuis des siècles, il est impératif de consommer ces produits lorsqu'ils sont concentrés en ferments vivants. Lors de leur fabrication (maison ou artisanale), les bactéries se multiplient sous l'effet conjugué de la chaleur et de la présence de nutriments (lactose ou autres sucres...). Leur développement parvient à un seuil maximal, puis le nombre de bactéries diminue au fil des jours.

Pensez à consommer ces produits quelques jours après leur fabrication, sans les stocker trop longtemps. Le kéfir, encore plus fragile que le yaourt classique, doit être consommé dans les 48 heures qui suivent la fermentation. Les bactéries lactiques ont un effet régulateur et équilibrant au niveau du transit, car elles limitent le développement des souches bactériennes non désirables. Mais elles ne s'implantent pas dans le côlon : elles sont éliminées dans les matières fécales et doivent être apportées à nouveau chaque jour.

En pratique

• Préparez kéfir et yaourts en petites quantités, tous les trois jours environ, pour obtenir une bonne concentration en bactéries vivantes.

• Testez différents « laits » : le lait de vache n'est pas toujours bien supporté car il est riche en lactose. Lait de chèvre, de brebis et « laits » végétaux peuvent le remplacer.

• Aromatisez vos laits fermentés d'herbes apaisantes (verveine, sauge, thym…) pour un double effet sur le côlon.

Bon à savoir

Pour obtenir un effet optimal, consommez environ deux portions de lait fermenté ou yaourt chaque jour (matin et soir).

7/Mieux digérer les œufs

Accusés de tous les maux, les œufs ont – aussi – la réputation de favoriser les fermentations intestinales et la production de gaz nauséabonds. En réalité, le problème ne vient pas de l'œuf en lui-même, mais plutôt de la présence de bactéries qui s'attaquent aux protéines résiduelles dans le côlon. Par ailleurs, la préparation des œufs joue un rôle important : un œuf cuit mal préparé sera long à digérer, mal assimilé et une grande partie de ses composants arrivera dans le côlon. En revanche, un œuf bien préparé, très digeste, sera mieux assimilé et laissera moins de résidus. La structure de l'œuf est complexe et il demande quelques égards quand on le cuisine ! Pour être digeste, le blanc de l'œuf doit être suffisamment cuit (jamais transparent et gélatineux), mais le jaune ne doit pas être trop cuit (comme dans les œufs durs, par exemple).

Les meilleures façons de le consommer sont donc : mollet, poché, cocotte et à la coque (blanc bien pris, jaune pas totalement). Les œufs brouillés et les omelettes seront cuits à point, ni trop baveux, ni desséchés. Utilisez toujours des poêles anti-adhésives ou des plats à œufs en céramique, ce qui limite l'ajout de matière grasse. Choisissez des œufs très frais, si possible bio, ce qui garantit une certaine qualité d'alimentation de la poule, et consommez-les dans les huit jours qui suivent la ponte.

En pratique

• Ne consommez qu'un œuf à la fois si vous avez l'impression de ne pas les supporter.

• Ne faites pas trop cuire les œufs durs : 8 à 10 minutes suffisent. Au-delà, le jaune devenu gris-vert est particulièrement indigeste.

• Dans les préparations (gâteau maison, crème pâtissière), l'œuf est en général bien toléré.

Bon à savoir

Si vous les supportez, vous pouvez consommer jusqu'à cinq à six œufs par semaine.

8/Les flocons d'azuki et autres légumineuses

Les légumineuses sont réputées pour entraîner des désagréments digestifs : fermentations, ballonnements parfois très importants suivent l'ingestion d'un plat de haricots ou de pois chiches. Ces effets sont liés à la présence de fibres cellulosiques et surtout de glucides spécifiques non assimilés qui arrivent jusqu'au côlon et favorisent les fermentations.

Il serait pourtant dommage de se priver totalement de légumineuses, aliments concentrés en protéines végétales, en glucides complexes et en minéraux. Si vous les supportez difficilement, il est possible d'en améliorer la tolérance, progressivement. Choisissez tout d'abord les légumineuses qui contiennent moins de fibres et de glucides fermentescibles : l'azuki (rouge), comme le haricot mungo (vert), est connu pour leur tolérance. Il en est de même pour les lentilles corail, les fèves et les pois cassés, tous trois dépourvus d'enveloppes externes. À l'opposé, évitez les haricots rouges et les gros haricots blancs, qui risquent de donner davantage de ballonnements.

Par ailleurs, il faut savoir que les graines consommées entières sont plus difficiles à attaquer par les sucs digestifs. Consommez de préférence les légumineuses sous forme de flocons (azuki), de farine (pois chiche) ou réduisez-les vous-même en purée, à l'aide d'un moulin à légumes qui retient les enveloppes cellulosiques. Réduites en poudre ou en purée, elles sont débarrassées d'une partie de leurs fibres et beaucoup mieux tolérées. Enfin, c'est la dose qui compte : consommés en petite quantité, les légumineuses sont en général très bien supportées car la quantité de glucides fermentescibles est réduite. Si vous ne tolérez pas une grande assiettée de haricots, vous ne ressentirez sans doute aucun désagrément en consommant quelques haricots dans un potage. Il est donc préférable d'associer les légumineuses à des céréales peu riches en fibres (riz, pâtes...) pour mieux les supporter.

Enfin, la germination permet de diminuer la teneur en glucides complexes des graines, n'hésitez pas à consommer des lentilles, des haricots ou des pois germés : leur digestibilité est améliorée.

En pratique

• Faites tremper les légumineuses avant cuisson, cela permet de démarrer la germination et d'améliorer la tolérance.

• Ajoutez progressivement des lentilles et des azukis, des haricots mungo dans les potages, les salades, les plats de céréales (une cuillerée à soupe, puis deux...).

• Achetez des légumineuses récoltées dans l'année, elles sont moins desséchées et plus faciles à digérer.

Bon à savoir

Si malgré tout vous avez du mal à digérer les légumineuses, limitez-vous aux produits frais : fèves, petits haricots d'été et petits pois de printemps, beaucoup plus digestes.

9/L'algue kombu et autres aromates

Certains ingrédients sont présents dans la cuisine pour apporter de la saveur, mais aussi, pour améliorer la digestibilité des plats. Leur utilisation et leurs vertus sont connus depuis des siècles : pourquoi ne pas tester leur efficacité ? L'algue kombu, par exemple, ajoutée à l'eau de cuisson des légumineuses en améliore la digestibilité. Cette laminaire japonaise s'utilise sèche : il suffit d'en jeter un petit morceau dans l'eau froide au début de la cuisson. Évitez d'en ajouter trop : en cuisant elle libère des minéraux (soufre...) qui peuvent donner un goût âcre à votre plat. Pensez également à ajouter du thym, du laurier, de la sauge et quelques graines de coriandre dans vos plats de légumineuses, ils facilitent, eux aussi, la digestion.

Enfin, la cuisson des légumineuses, qui semble très simple, demande quelques attentions. La digestibilité des légumes secs dépend de leur degré de cuisson. Trop peu cuits, l'amidon et les fibres seront particulièrement fermentescibles. Les graines doivent être tendres et parfaitement hydratées à l'issue de la cuisson. À l'inverse, trop cuites, les graines s'écrasent et l'amidon gélifié sera difficilement attaqué par les sucs digestifs. Par ailleurs, n'ajoutez pas de sel en début de cuisson : cela ralentit la cuisson car les enveloppes externes deviennent rigides. Vous salerez au moment de servir si besoin.

Il était d'usage, il y a quelques années, d'ajouter du bicarbonate dans l'eau de cuisson des légumes et des légumineuses pour les attendrir. On sait aujourd'hui que cette pratique diminue la teneur en vitamines du groupe B, il est donc préférable de l'éviter.

En pratique

- Pensez à avoir en stock du kombu séché pour la cuisson des légumineuses (quelques centimètres).
- Les graines sont à point lorsqu'elles s'écrasent sous le doigt et n'ont plus un goût d'amidon mal cuit (goût de farine).
- Laissez reposer les légumineuses 10 minutes en fin de cuisson, cocotte fermée, pour améliorer l'hydratation des graines.

Bon à savoir

La digestion des légumineuses commence dans la bouche, grâce à une enzyme, l'amylase salivaire : il est donc impératif de les mâcher lentement et suffisamment pour en améliorer la tolérance.

10/Les plantes ventre plat

Certaines plantes limitent les fermentations, améliorant ainsi le confort intestinal. Vous les consommerez en infusion ou en décoction, mais aussi comme aromates, pour certaines d'entre elles. La badiane (anis étoilé), le carvi, la coriandre et la mélisse font d'excellentes tisanes. Pensez à les ajouter dans les préparations de céréales, de légumes et de fruits : leur consommation régulière est un atout supplémentaire pour leur efficacité. Le genièvre, le fenouil, l'estragon et l'aneth sont également connus pour faciliter la digestion et limiter la production de gaz digestifs. Enfin, pour donner du goût à vos plats sans risque de mauvaise tolérance, pensez au persil, à la ciboulette très fine, au thym, au laurier. Ils remplaceront avantageusement l'oignon, l'ail et l'échalote qui entraînent souvent des désagréments digestifs.

En pratique

• Ajoutez du thym, du laurier, de la coriandre, du carvi… dans les bouillons, les légumes, l'eau de cuisson de céréales, enfermés dans un linge que vous enlèverez en fin de cuisson.

• Le persil cru, bien frais et coupé fin est toujours bien toléré.

• Pensez à boire une infusion anti-fermentation à la fin de chaque repas.

Bon à savoir

Renforcez l'effet de la tisane en ajoutant une touche de miel (romarin, thym…) et des fruits rouges écrasés et filtrés (myrtille et autres baies rouges anti-fermentations).

Une journée ventre plat

Petit-déjeuner

1 thé vert

2 tranches de pain bis avec du miel

1 pomme au four

1 yaourt maison avec de la poudre d'amandes

Déjeuner

1 œuf poché

Riz glutineux et endives braisées

Lait d'amandes à l'agar-agar

Compote pomme-mirabelle

Pain bis

Tisane apaisante (mélisse…)

Dîner

1 bol de soupe miso, prune umeboshi

Semoule de blé semi-complète, boulettes de pois chiches, mâche

Pêche

1 verre de kéfir

Pain bis

Tisane apaisante (coriandre…)

DES RECETTES ANTIBALLONNEMENTS

Des sauces et des assaisonnements

◆ *Crème de sésame chaude*

4 cuillerées à soupe de tahin
½ litre d'eau
2 cuillerées à soupe de miso d'orge

Délayer le tahin et le miso en incorporant progressivement l'eau tiède. Faire chauffer à feu doux en remuant souvent. À ébullition, baisser le feu et laisser frémir 5 minutes et jusqu'à épaississement de la sauce.

Dans l'assiette :

Cette sauce accompagne particulièrement bien les pâtes, notamment de sarrasin et les légumes vapeur.

Variante gourmande :

Parfumer avec de la coriandre fraîche ou une autre herbe fraîche.

Remarque : selon l'état de ses intestins et la composition du repas, utiliser le tahin complet (plus de fibres, bon en cas de constipation), demi-complet ou blanc en cas de colites ou de ballonnements.

◆ *Citronnette au cumin pour tomates*

Vinaigre de cidre ou de riz
Huile d'olive
Cumin en grain ou en poudre.

Mélanger tous les ingrédients.

◆ *Vinaigrette d'umebosis*

Huile de tournesol
Vinaigre d'umebosis
Grains d'anis vert

Variante gourmande :

On peut remplacer le vinaigre d'umebosis par la purée d'umebosis.

Des pains

◆ *Chapatis (galettes sans levure)*

200 g de farine de blé bise (pour une trentaine de chapatis)
Eau tiède
½ cuillerée à café de sel

Mélanger la farine et le sel. Incorporer lentement de l'eau tiède pour obtenir une pâte souple, lisse et un peu plus dense qu'une pâte à pain. Pétrir 10 minutes. Laisser reposer deux à trois heures, en couvrant avec un linge légèrement humecté et à température ambiante. Pétrir à nouveau. Former des petites boulettes de la taille d'une noix. Aplatir avec la main ou au rouleau pour obtenir des galettes de 2 à 3 mm d'épaisseur et 8 cm environ de diamètre. Bien chauffer une poêle à fond épais. Préparer à portée de mains deux baguettes en bois, ou à défaut deux spatules, ou encore deux morceaux de tissus. Poser le chapati au fond de la poêle sèche et bien chaude, puis appuyer avec les baguettes aux deux extrémités de la galette, ou avec le tissu. Ceci lui permettra de gonfler. Retourner, puis recommencer la même chose de l'autre côté. La cuisson est très rapide. Consommer de suite ou ranger les galettes enveloppées dans un linge pour qu'elles restent souples et chaudes.

Remarque : la réussite du chapati consiste à le faire gonfler. Pour cela, il faut réunir trois conditions : la bonne consistance de la pâte, la poêle bien chauffée et le geste qui consiste à coincer les extrémités.

◆ *Galette sans levain ni levure*

200 g de farine bise
1 cuillerée à soupe de graisse végétale (margarine ou graisse de palme)
½ verre d'eau tiède
1 pincée de sel

Pétrir la pâte avec tous les ingrédients (même procédé que pour la kessrah, pain à la semoule fine sans levure, page 116) mais un peu plus longtemps. Former des galettes épaisses comme un doigt (pas plus) et de 10 cm de diamètre. Cuire à la poêle sèche en couvrant avec un couvercle et en retournant la galette plusieurs fois (20 minutes environ).

Variante gourmande :

Comme la kessrah, on peut varier les parfums : nigelle, sésame, cumin, carvi, anis ou encore aneth ou fenouil.

◆ *Chapatis à la farine de sarrasin*

150 g de farine de sarrasin
1 œuf
Eau
Sel
Huile d'olive.

Mélanger la farine, le jaune d'œuf, l'eau et le sel afin d'obtenir une pâte plus épaisse que la pâte à crêpes. Intégrer délicatement le blanc d'œuf battu en neige. Huiler légèrement une poêle à fond épais. Verser la pâte avec une cuillère de sorte qu'elle s'étale pour former des petits ronds de 5 à 6 cm de diamètre. Laisser dorer (2 minutes environ) de chaque côté.

Variante gourmande :

Sans œufs, mais avec plus d'huile pour la cuisson, on obtient de très agréables galettes croustillantes. Pourquoi pas, si l'état de nos intestins et la composition du reste du repas le permettent. Consommer dans ce cas des légumes vapeur et des ingrédients qui aident à assimiler les graisses : radis noir ou rose, navet, oignon cru… ou tremper les galettes dans une sauce faite avec du gingembre frais râpé et du tamari.

Remarque : la farine de sarrasin constipe sauf si on en consomme en quantité raisonnable et avec un accompagnement réfléchi : épinards, poireaux, une sauce épaissie au kouzu… Une compote de pomme avec cannelle et cardamome, épaissie avec kouzu, et encore tiède : un régal avec des chapatis de sarrasin quand ils sont cuits croustillants !… Un goûter réconfortant pour un après-midi d'hiver.

Les soupes

◆ *Potage aux fanes de radis et au miso*

Fanes d'une botte de radis roses
1 bol de millet cuit
2 cuillerées à soupe de miso de riz
1 à 2 cuillerées à soupe d'huile de sesame

Laver et essorer les fanes. Les couper finement et les faire revenir dans l'huile de sésame, en tournant pendant 5 minutes. Ajouter le millet cuit, remuer une minute puis verser un demi-litre d'eau froide. À l'ébullition, couvrir, baisser la flamme et laisser mijoter 10 minutes. Délayer le miso dans un bol de bouillon chaud, l'incorporer dans la casserole et éteindre le feu. Laisser reposer quelques minutes, le temps que le miso se mélange. Servir bien chaud.

◆ *Potage de riz à l'oseille*

100 g de riz rond demi-complet
1 oignon
2 carottes
1 navet
Une petite botte d'oseille (100 g environ)
Huile

Mettre le riz à tremper deux heures à l'avance dans de l'eau froide, ou au début de la préparation du repas dans de l'eau chaude. Découper les légumes : oignon en lamelles, carottes et navet en allumettes de 3 à 4 cm, et l'oseille en lanières de la même longueur. Mettre à chauffer un peu d'huile dans une casserole. Y faire revenir les légumes pendant une minute. Verser le riz bien égoutté sur les légumes et continuer à remuer encore 2 à 3 minutes. Verser un demi-litre d'eau froide. Porter à ébullition. Cuire 10 minutes. Ajouter encore un demi-litre d'eau froide. Cuire jusqu'à consistance tendre.

Les entrées et salades

◆ Courge butternut crue au yaourt de brebis

1 courge butternut
1 yaourt de brebis
Huile d'olive
Gingembre frais

Éplucher un morceau de la courge butternut et le râper à la grosse râpe. Saler légèrement et laisser reposer 15 minutes. Servir avec une sauce faite de yaourt de brebis, d'huile d'olive et de gingembre frais râpé.

Conseil santé :

La courge butternut, comme toutes les courges musquées (musquée de Provence, courge de Naples, longue de Nice, sucrine du Berry, etc.) peuvent être consommées crues râpées. La butternut est particulièrement riche en vitamine A et en calcium.

◆ Carottes à l'anis vert

3 carottes moyennes
½ cuillerée à café d'anis vert en poudre
Jus d'un citron
Sel
Huile de tournesol

Éplucher les carottes, les râper et les assaisonner avec le reste des ingrédients. Le jus de citron peut être avantageusement remplacé par du vinaigre de riz ou de cidre.

Variantes gourmandes

Utiliser du carvi en poudre à la place de l'anis mais en plus petite quantité.

Conseil santé :

En cas de colites, couper les carottes en fines rondelles ou en julienne, les ébouillanter et les laisser refroidir (voir la recette de base pour les légumes ébouillantés).

◆ Céleri en branches en rémoulade

Cœurs de celeri en branches
Jus d'un citron
Mayonnaise à la crème d'amandes (voir page 29)

Persil haché
Sel

Choisir les cœurs les plus tendres de petits céleris en branches. Les émincer finement, les disposer dans un saladier et les arroser du jus de citron. Incorporer la mayonnaise au céleri, mélanger, saupoudrer de persil haché et laisser reposer quelques heures au frais avant de servir.

Variante gourmande :

Utiliser du céleri-rave coupé en fines lamelles ou en dés, décrudé pendant 3 à 4 minutes et refroidi. Le céleri-rave cru est indigeste.

Conseil santé :

Le céleri est particulièrement riche en minéraux et en oligo-éléments rares. Ses fibres facilitent la digestion et favorisent l'équilibre nutritionnel.

◆ *Chicorée à la betterave*

1 chicorée (scarole ou frisée)
1 betterave rouge crue moyenne
1 cuillerée à café de miso de riz
1 cuillerée à soupe de vinaigre de riz ou de cidre
2 cuillerées à soupe d'huile de tournesol
Cerfeuil ou persil plat (plus doux que le frisé)

Trier et laver la salade, la couper en lanières. Éplucher et râper la betterave à la grosse râpe, la mélanger à la chicorée. Assaisonnement : mélanger le miso, le vinaigre et l'huile. Ajuster le sel (attention, le miso est déjà salé). Mélanger le tout et parsemer d'herbes.

◆ *Laitue romaine au tofu chaud*

Une tranche de tofu de 1 cm d'épaisseur par personne
2 cuillerées à soupe de tamari
Huile d'olive
Thym
Laitue romaine

Écraser grossièrement le tofu. L'arroser de deux cuillerées à soupe de tamari. Saupoudrer de trois pincées de thym. Laisser reposer une dizaine de minutes. Chauffer dans une poêle un peu d'huile d'olive et y faire revenir le tofu quelques minutes. Choisir les feuilles moyennes de la laitue avec leurs côtes et y déposer une cuillère de tofu chaud. Servir de suite.

◆ *Salades de légumes ébouillantés*

On peut faire toutes sortes de salades avec des légumes ébouillantés tout en gardant le plaisir et la sensation du cru craquant sous la dent. Voici comment procéder pour garder le craquant : choisir un ou plusieurs légumes : carottes, poireaux, céleri rave, pissenlit, fenouil, fanes de légumes, haricots verts, navet… Couper finement en rondelles, demi-lunes, lanières, bâtonnets, dés… Faire bouillir un litre d'eau avec une pincée de sel. Y plonger chaque légume séparément et laisser cuire 1 à 3 minutes selon sa consistance. (La même eau peut être utilisée pour tous les légumes). Égoutter. Recommencer avec le légume suivant. Servir les légumes refroidis (hors du frigo), séparément ou combinés, en salade avec l'assaisonnement au choix. L'eau de cuisson peut être utilisée pour une soupe (seulement si les légumes sont bio!) ou être consommée en bouillon avec un peu de shoyou, de tamari ou de miso. Pour l'assaisonnement, on procède comme pour les salades crues.

◆ *Fenouil au chèvre frais*

100 g de chèvre frais égoutté
Fenouils (1 par personne ou la moitié selon la taille)
3 tomates
2 échalotes
½ botte de ciboulette
1 cuillerée à café de graines de fenouil
Sel, poivre de Sichuan (ou noir)
Huile d'olive

Enlever les feuilles dures du fenouil, le laisser entier s'il est petit ou le couper en deux dans le sens de la hauteur s'il est grand. Le placer dans un récipient pour cuire à la vapeur, saupoudré de gros sel. Vérifier la cuisson avec la pointe d'un couteau. Retirer quand le couteau passe sans forcer. Le fenouil ne doit pas être trop cuit. Garder au chaud. Ébouillanter les tomates, les passer sous l'eau froide puis les peler. Épépiner et couper en dés. Griller à sec les graines de fenouil. Emietter et mélanger le fromage de chèvre égoutté avec les échalotes finement coupées, la ciboulette ciselée, les graines de fenouil grillées, le sel et le poivre. À la fin, incorporer délicatement les dés de tomates. Garnir chaque feuille de fenouil avec une cuillère.

Dans l'assiette :

Servir en entrée ou en accompagnement d'une céréale, de pommes de terre. Un régal avec des patates douces vapeur pour le joli mélange de couleurs !

Conseil cuisine :

Si on peut utiliser le poivre de Sichuan tel quel, il est plus parfumé quand il est grillé. En revanche, ne pas griller le poivre noir.

◆ Gelée d'algues au tofu

2 cuillerées à soupe de wakamé en paillettes
120 g de tofu frais
1 sachet de 2 g d'agar-agar (ou une cuillerée à café plate)
1 pincée de menthe sèche (facultatif)
2 cuillerées à soupe de tamari

Couper le tofu en lamelles de 2 à 3 mm d'épaisseur et 1 cm de largeur. Mettre à cuire dans un demi-litre d'eau. Ajouter les algues et le tamari. Diluer l'agar-agar dans un peu d'eau et verser dans le bouillon. Ajouter une pincée de menthe et encore du sel selon le goût. Porter à ébullition. Verser dans un moule creux de manière à ce que la préparation soit de 2 cm d'épaisseur. Laisser refroidir. Couper en carrés ou rectangles, petits ou grands et servir frais.

Variante gourmande :

La même préparation en soupe chaude si elle est épaissie avec de l'arrow-root ou du kuzu.

Remarque : la menthe masque un peu le goût de l'algue. Elle est utile pour se familiariser aux algues et pour ceux qui n'aiment pas le goût de la mer.

◆ Pâté au miso

2 cuillerées à soupe de miso de riz
4 cuillerées à soupe de tahin complet
Sel
Fines herbes fraîches : persil, ciboulette, estragon : une poignée de mélange.

Délayer le miso et le tahin dans deux verres d'eau tiède. Bien mélanger afin d'obtenir une crème à la consistance d'une pâte à crêpe. Ajouter si nécessaire une pincée de sel, les herbes hachées très finement, et porter à ébullition. Baisser le feu et faire cuire une dizaine de minutes en remuant souvent. La crème va s'épaissir. Verser dans un moule à cake et cuire à four moyen (th. 180°C) encore 30 à 35 minutes. La surface devient brune et sèche.

Dans l'assiette :

À tartiner sur des toasts ou dans des sandwichs pour les pique-niques et les voyages. Il peut aussi être servi en entrée en tranche accompagné d'une salade de mâche ou de laitue.

Variantes gourmandes :

- Cuit dans un plat rectangulaire à gâteaux (grande surface et faible épaisseur, doubler la quantité), ce pâté à surface croustillante se consommera bien chaud.

- Cuit dans un moule à cake (moins de surface, plus de profondeur, donc plus de moelleux), il est meilleur froid, en tranches, en entrée ou à tartiner.

Remarque : ce pâté se garde facilement une semaine.

◆ *Salade d'haricots azuki*

2 bols d'haricots azuki cuits
1 grosse tomate bien mûre
½ botte de persil plat
Jus d'un citron
Huile d'olive
1 cuillerée à café de cumin
3 gousses d'ail (facultatif)

Placer les haricots dans un saladier. Assaisonner avec le jus de citron, sel, cumin, et, si on veut, l'ail écrasé. Disposer les tomates coupées en petits dés sur le dessus (en cas de colite, retirer la peau des tomates). Saupoudrer de persil haché et arroser d'huile d'olive.

Dans l'assiette :

cette salade se consomme en entrée accompagnée de radis roses, d'oignons crus, de feuilles de laitue romaine.

Remarque : en Orient, on prépare les lentilles et les pois chiches de cette manière et on les consomme froids ou chauds en plat principal, en piochant les bouchées avec du pain pita… ou des feuilles de salades.

Les céréales et légumineuses

◆ *Riz aux fanes de carottes*

Un bol de riz demi-complet
Quelques fanes de carottes
Huile de sesame

Faire revenir pendant quelques minutes le riz dans un peu d'huile de sésame. Ajouter les fanes finement coupées. Verser deux volumes et demi d'eau froide, porter à ébullition, couvrir et laisser cuire à feu très doux.

Remarque : j'utilise les fanes de carottes pour varier le goût du riz et dans la logique de ne rien jeter. Les fanes ont un goût très parfumé et une présence forte. Ce riz est à servir accompagné de saveurs plus douces : une sauce béchamel aux amandes, des carottes vapeur…

◆ *Purée d'azuki à l'aneth*

250 g d'haricots azuki
6 cm d'algue kombu
5 cuillerées à soupe de tahin
Jus d'un citron
Aneth en grains, curcuma, sel (½ cuillerée à café de chaque).

Cuire les azuki selon la recette « pâté aux haricots azuki » (page 39). Égoutter. Garder l'eau de cuisson. Mixer les azuki avec le reste des ingrédients en ajoutant, si nécessaire, un peu d'eau de cuisson. Le résultat doit être une purée épaisse.

Dans l'assiette :

- Selon la saison, tiède ou froide, avec céréales ou légumes vapeur.- En entrée, servie en boule au milieu de l'assiette avec une couronne de carottes râpées autour, et des feuilles de laitue romaine en éventail pour relever la couleur.

- Sur une tranche de pain ou une galette de riz pour le goûter ou un pique nique.

Variantes gourmandes :

1/ Même recette en remplaçant les haricots azukis par des lentilles vertes.

2/ Verser la préparation dans un plat en terre rond. Creuser au milieu un puits dans lequel on déposera une poêlée de légumes, si possible de couleurs contrastées, et parfumés au carvi. Cuire à four moyen 30 à 40 minutes ou, si on est pressé, à four plus chaud, une vingtaine de minutes. Tous les ingrédients étant déjà cuits, on peut aussi se satisfaire de gratiner seulement.

Remarque : j'ai choisi pour cette recette la purée de sésame blanche, plus légère et moins amère que la complète. Le curcuma est là pour sa propriété d'antiseptique digestif et sa jolie couleur. De goût amer, le curcuma est à éviter si on utilise le tahin complet.

◆ *Pakora (galette à la farine de pois chiches)*

250 g de farine de pois chiches
4 carottes moyennes
1 cuillerée à café de curry
1 cuillerée à café de cumin
½ cuillerée à café de gingembre (facultatif)
1 petite pincée de piment
Sel
1 cuillerée à soupe de levure alimentaire en paillettes ou ½ cuillerée à café de poudre levante
Huile pour friture ou graisse de palme
Eau

Râper les carottes, les mettre crues dans une bassine. Ajouter la farine de pois chiches, le sel, la levure et tous les épices. Verser progressivement de l'eau froide jusqu'à obtenir une pâte plus épaisse que la pâte à crêpes. Bien chauffer une poêle à fond épais et la recouvrir d'huile. Verser la pâte avec une louche, l'étaler de manière à obtenir une galette de 6 cm de diamètre et ½ cm d'épaisseur. Bien dorer des deux côtés en retournant plusieurs fois.

Dans l'assiette : *Cette délicieuse galette se mange bien chaude accompagnée d'une salade verte ou d'une autre crudité. Pour un meilleur équilibre du repas et une complémentation céréale-légumineuse, on peut l'accompagner d'un taboulé libanais qui est fait avec du boulgour (blé concassé) et beaucoup de tomates et de persil.*

Conseil : *La Pakora se conserve facilement trois jours au frigo. Elle se réchauffe dans une poêle sèche, au four ou, encore mieux, à la vapeur.*

Variante gourmande : *On peut préparer la Pakora avec d'autres légumes (oignons, aubergines, brocoli, choux-fleur, etc.). Mon mélange préféré est carottes-oignons…*

Remarques :

- Le pois chiche est très riche en protéines (18 à 20% de son poids), en calcium (autant qu'un fromage blanc ou un camembert), en vitamines C et B1.
- La qualité biologique des pois chiches les rend plus digestes ainsi que la présence de cumin.
- Cette galette est si bonne qu'on risque de succomber à la gourmandise et conclure : « je ne digère pas les pois chiches ! »… Deux galettes maximum suffisent pour un repas…

Les légumes

◆ *Choucroute végétarienne à la vapeur*

800 g de choucroute
2 patates douces
8 à 10 baies de genièvre

Garniture:

Saucisse de tofu : une par personne
1 petite carotte par personne
Huile de sesame
Farine de blé

Dans le panier à vapeur, poser la choucroute et les baies de genièvre. Éplucher et couper les patates douces en grosses tranches dans le sens de la longueur. À la mi-cuisson de la choucroute (25 minutes environ), poser les patates sur la choucroute et continuer à cuire jusqu'à ce qu'elles deviennent tendres. Les carottes sont cuites entières, à la vapeur, à part.

Garniture : rouler les saucisses une par une dans la farine de blé et les faire dorer à la poêle dans l'huile de sésame. Faire de même avec les carottes. Servir sur la choucroute.

Variante gourmande :

À défaut de saucisses de tofu, on prendra du tofu fumé (ou du tempeh) découpé en lanières de 2 cm de large et 5 cm de long, qu'on cuira alors à la vapeur, posé sur la choucroute, en même temps que les patates douces.

◆ Côtes de blettes au sésame

500 g de côtes de blettes
2 citrons
5 cuillerées à soupe de tahin
3 gousses d'ail
½ botte de persil plat
½ l d'eau environ
Sel

Séparer les côtes de blettes des feuilles. Éliminer les fils s'il y en a. Couper en morceaux réguliers de 1 cm environ. Cuire à la vapeur aussitôt après la découpe pour éviter qu'elles ne noircissent. Laisser refroidir. Préparer une sauce épaisse en mélangeant le tahin, le jus des citrons, le sel, les gousses d'ail finement écrasées et l'eau. Incorporer les blettes et mettre aux frais pendant quelques heures. Parsemer de persil finement haché avant de servir.

Dans l'assiette : *c'est une entrée à servir avec des toasts et une salade verte.*

Remarque : ce plat originaire du Liban se trouve souvent parmi les Mezzé (petits plats servis en apéritif, comme les tapas espagnols). Il est souvent parsemé de grains de grenade. Quelle merveille de couleurs : le blanc, le vert et le rouge grenade !

◆ Galettes de courgettes au cumin

4 courgettes moyennes
4 œufs
1 cuillerée à soupe d'huile de sésame
2 pincées de cumin en grains
2 pincées de menthe sèche
1 cuillerée à soupe d'arrow-root

Râper grossièrement les courgettes. Casser les œufs et battre légèrement. Incorporer l'arrow-root, le cumin et la menthe. Saler. Cuire des deux côtés, comme une omelette épaisse, en retournant plusieurs fois.

Variante gourmande (plus légère) : *Cuire à la vapeur les courgettes râpées grossièrement et saupoudrées de cumin. Faire une liaison avec de l'arrow-root ou du kouzu et le jus de cuisson. Assaisonner avec deux cuillerées à soupe de tamari. Servir avec du millet, du riz complet ou du quinoa.*

◆ Gratin de carottes aux fines herbes (très parfumé !)

800 g de carottes
1 petit bouquet de persil
1 petit bouquet de ciboulette
1 œuf
1 citron
Crème de soja : 1 brique (200 g)
2 cuillerées à soupe de purée d'amandes
1 pincée de macis (ou noix muscade)
1 pincée de cumin en poudre
1 pincée de carvi en grains
Parmesan (facultatif)
Sel

Cuire à la vapeur les carottes épluchées ou grattées et coupées en fines rondelles. Préparer le gratin en mélangeant le jaune d'œuf, la crème de soja, la purée d'amandes, le jus de citron et un verre de jus de cuisson des carottes. Ajouter les épices et les herbes finement hachées. Saler. Disposer les carottes dans un plat à gratin préalablement huilé et recouvrir avec la sauce crémeuse. Saupoudrer de parmesan et cuire au four chaud (th. 210°C) pendant 30 minutes. On peut remplacer le parmesan par de la levure alimentaire.

Conseil santé :
La carotte régule le transit intestinal et assure un apport en provitamine A.

◆ Purée de céleri et pommes

1 céleri-rave moyen
4 pommes acides
1 verre de lait d'amandes
100 g de fromage de feta
Noix muscade
Poivre
Sel

Peler et couper le céleri-rave en morceaux, le mettre dans une marguerite pour le cuire à la vapeur. Peler les pommes et les couper en quartiers. Ajouter au céleri au bout de 6 minutes et continuer à cuire jusqu'à ce que le tout soit cuit. Bien égoutter et passer au mixer ou au moulin à légumes. Ajouter un petit verre de lait d'amandes pour assouplir la purée. Verser dans un plat à soufflé huilé, parsemer de dés de feta et faire gratiner quelques minutes sous le gril du four en surveillant que la purée ne brûle pas.

Variante gourmande : *Juste en purée, sans feta. Très délicat, à consommer éventuellement dans une crêpe de sarrasin.*

◆ Purée de potimarron aux flocons de quinoa

1 potimarron moyen
6 cuillerées à soupe de flocons de quinoa
1 cuillerée à café de carvi en grains

Couper le potimarron en lamelles sans l'éplucher, ôter les graines, et le cuire à la vapeur saupoudré de grains de carvi. Mixer. Verser dans un plat creux, incorporer les flocons de quinoa, couvrir et laisser gonfler 5 minutes avant de servir. Ajouter un peu d'eau de cuisson si la purée est trop épaisse.

Remarque : voici une très agréable manière de consommer le quinoa, notamment pour les enfants.

◆ *Tofu à la laitue de mer fraîche*

200 g de tofu
50 g de laitue de mer fraîche
½ cuillerée à soupe d'huile de tournesol
1 cuillerée à soupe de tamari

Mettre à tremper la laitue de mer dans de l'eau fraîche pendant 5 minutes. Remuer l'algue pour dissoudre le sel, la sortir et jeter l'eau. Renouveler l'opération, ce qui permet de bien dessaler l'algue et de la débarrasser d'un éventuel reste de sable. Chauffer l'huile dans une sauteuse. Couper le tofu en tranches d'un demi-centimètre d'épaisseur et les faire dorer des deux côtés. Hacher grossièrement l'algue et l'éparpiller sur le tofu. Ajouter le tamari et un verre d'eau. Couvrir et laisser mijoter encore 5 minutes. Mélanger et laisser évaporer l'excédent de liquide.

Conseil santé :

Les algues sont laxatives, riches en oligo-éléments et protéines, et surtout elles sont désintoxiquantes par la capacité de leurs mucilages « de se lier avec les métaux lourds, des résidus de pesticides et même des substances radioactives, les rendant insolubles et les entraînant hors du corps par la voie intestinale. » H. Magarinos.

◆ *Tomates farcies au tofu*

1 grosse tomate par personne
200 g de tofu nature
1 bouquet de persil
3-4 gousses d'ail
Deux pincées de cumin en grains
Huile d'olive

Choisir des tomates rondes à chair épaisse.

Découper le chapeau en prenant un bon centimètre autour du pédoncule.

Vider la chair à l'aide d'une petite cuillère en faisant attention de ne pas trouer la tomate. Conserver le jus.

Ecraser le tofu à l'aide d'une fourchette. Couper la chair des tomates en dès de même taille.

Mélanger le tofu, les tomates, le persil haché, l'ail écrasé et le cumin. Saler. Farcir les tomates puis les couvrir avec leur chapeau. Chauffer un fond d'huile dans une sauteuse de taille adaptée à la quantité des tomates, de manière à ce qu'elles se tiennent entre elles. Disposer les tomates.

Cuire à découvert pendant 5 minutes puis couvrir et laisser mijoter une dizaine de minutes.

Découvrir et laisser réduire si les tomates ont rendu trop de liquide. S'il en manque, ajouter le jus frais qu'on a réservé.

Au moment de servir, ôter le chapeau, recueillir le peu de jus de cuisson huilé, en arroser la farce puis remettre le chapeau.

Variante gourmande : *C'est encore meilleur avec du tofu fumé !*

Les desserts

◆ *Crème à la cardamome (comme le ferni afghan)*

1 litre de lait de riz
4 cuillerées à soupe de crème de riz
4 cuillerées à soupe de sucre
½ cuillerée à café de cardamome moulue
Zeste d'un demi-citron
Eau de rose

Diluer la crème de riz dans un bol de lait de riz froid prélevé sur le litre. Mettre le reste de lait de riz à chauffer. Ajouter le sucre et le zeste finement râpé du demi-citron. Quand le lait de riz commence à bouillir, verser dans la casserole la crème de riz diluée, remuer constamment jusqu'à nouvelle ébullition. Laisser cuire encore 5 minutes à feu doux. Retirer du feu et ajouter l'eau de rose et la cardamome. Verser cette crème onctueuse dans des ramequins individuels et laisser refroidir : la crème va épaissir.

Remarque : cette crème douce et parfumée se consomme chaude ou froide. En Afghanistan, où elle est faite avec du lait de vache, elle s'appelle Ferni. En hiver, on la consomme chaude, servie avec des pignons, des pistaches et des noix.

◆ *Douceur à la caroube (sans sucre)*

3 cuillerées à soupe de poudre de caroube
1 cuillerée à café de cannelle
¼ cuillerée à café de muscade
½ cuillerée à café de café de céréales
3 verres de lait d'amandes
1 sachet de 2 g d'agar-agar
1 cuillerée à soupe de flocons 5 céréales
4 à 5 dattes
Gingembre frais (1 cm)
1 pincée de sel
Amandes effilées
Zeste d'une demi orange ou 2 gouttes d'huile essentielle d'orange

Couper les dattes en petits morceaux. Griller les flocons à sec. Griller à sec les amandes effilées. Dans une casserole, diluer la poudre de caroube avec un verre d'eau. Ajouter la cannelle, la muscade, le gingembre râpé fin (une cuillerée à café), le café de céréales, les dattes coupées en petits dés et le zeste d'orange râpé. Verser dans ce mélange deux verres de lait d'amandes et encore un verre d'eau (en tout ½ l de liquide) ainsi que la poudre d'agar-agar. Porter à ébullition et cuire une minute, juste pour donner le temps à l'agar-agar de se dissoudre. Ajouter les flocons de céréales. Laisser reposer hors du feu 3 à 4 minutes puis verser dans des ramequins individuels. Décorer avec les amandes. Laisser refroidir.

Remarque : préparé la veille, ce dessert aura une saveur encore meilleure.

◆ *Flan à l'eau de rose*

Ingrédients pour 8 à 9 portions de 100 g

1 litre de lait
4 cuillerées à soupe de sucre
4 cuillerées à soupe de Maïzena
le zeste d'½ citron
1 cuillerée à soupe d'eau de rose
100 g de pistaches vertes
Confiture de roses

Prélever 2 dl de lait et mettre de côté. Mettre le reste du lait à chauffer, y ajouter le sucre, le zeste de citron finement râpé. Diluer la Maïzena dans le lait froid. Verser dans la casserole dès que le lait commence à frémir. Remuer constamment jusqu'à nouvelle ébullition et laisser cuire encore 5 minutes à feu doux. Attention, ça brûle facilement au fond ! Retirer du feu et ajouter l'eau de rose. La consistance est épaisse mais bien coulante. La crème va se durcir en refroidissant. Verser de suite dans des ramequins individuels plus larges que profonds et mettre au réfrigérateur pendant 2 à 4 heures. Saupoudrer généreusement de pistaches vertes, sans complètement recouvrir le flan. Déposer une touche de confiture de rose au centre (il en faut peu car sa saveur est concentrée).

Remarque : ce flan se déguste très frais. C'est le froid qui permet au parfum de la rose de s'épanouir. Il se conserve deux à trois jours au frigo, bien couvert pour que cette délicate préparation ne se mélange pas à d'autres odeurs.

◆ *Gâteau aux bananes et à la cardamome (sans gluten)*

300 g de farine de riz
4 œufs
1,5 dl d'huile de tournesol désodorisée ou huile d'olive
1 sachet de poudre levante
100 g de sucre
2 à 3 bananes bien mûres
1 cuillerée à café de cardamome en poudre
Une poignée de graines de tournesol

Couper les bananes par moitié puis en petites tranches de ½ cm d'épaisseur. Battre les œufs avec le sucre. Ajouter la levure, l'huile, la cardamome, les graines de tournesol et à la fin la farine. Mélanger délicatement et verser dans un moule à cake (35 x 15 cm). Cuire 35 minutes au four, th. 180°C.

Variante sans sucre :

Utiliser des bananes sèches trempées dans un peu d'eau tiède pendant 10 minutes. Ajouter une pincée de sel.

Remarque : la banane est un fruit très nourrissant, fortifiant du système osseux et nerveux. Il est utilisé en pédiatrie contre la diarrhée (C. Belou). « Il est digeste à condition d'être consommé bien mûr, et non mûri par des procédés artificiels » (J. Valnet).

À propos du séchage

Un bon séchage doit s'effectuer à une température douce (30 à 50°C), dans un déshydrateur électrique par ventilation, au four solaire ou encore au four tout simplement. Dans ces conditions, les fruits et légumes conservent toute leur vitalité. « Suivant la méthode utilisée, l'activité enzymatique n'est que ralentie et la plupart des nutriments sont conservés » (J. P. Cousin). L'aliment reste vivant, sa saveur est même accentuée.

◆ Gâteau moelleux à la carotte (sans gluten, sans sucre)

4 œufs
300 g de carottes râpées
200 g de farine de riz
1,5 dl d'huile de tournesol désodorisée ou huile d'olive
1,5 dl de lait d'amandes
3 cuillerées à soupe de sirop d'agave
½ cuillerée à café de carvi en poudre
1 sachet de levure
1 petite poignée de pignons
1 petite poignée de raisins secs

Laver les raisins secs et les mettre à tremper dans de l'eau tiède. Éplucher et râper les carottes. Battre les œufs entiers puis ajouter l'huile, le sirop d'agave, le lait d'amandes, la levure, le carvi, les pignons et les raisins égouttés, les carottes et à la fin, la farine. Bien mélanger et verser dans un plateau huilé. Cuire au four préchauffé, th. 180°C, 40 minutes.

Variante gourmande :

Remplacer le carvi par la cardamome ou la cannelle et les carottes par des pommes.

◆ Karavia

1 verre de crème de riz
4 verres de lait d'amandes
1 cuillerée à soupe de carvi en poudre
¼ cuillerée à soupe de cannelle
2 cuillerées à soupe de sucre de canne complet
1 galette de riz (ou quinoa soufflé, amarante soufflé)

Diluer la crème de riz dans le lait d'amandes. Porter à ébullition tout en remuant constamment. Ajouter le sucre et les épices. Remuer à feu doux jusqu'à épaississement. Laisser cuire encore 3 à 4 minutes à feu très doux. Verser la crème dans des ramequins individuels. Saupoudrer de la galette de riz émiettée (délicieux aussi avec du quinoa ou de l'amarante soufflé). Consommer tiède ou froid, selon la saison.

Remarques :

1/ La crème de riz, c'est de la farine de riz précuite. On peut utiliser la farine de riz mais il faudra alors cuire la crème plus longtemps (10 minutes).

2/ Cette petite crème très digeste et parfumée est d'origine proche orientale. C'est le carvi qui lui donne toute sa personnalité, et on peut en augmenter la quantité si on aime.

Conseil santé :

Si on n'a pas de problèmes de colites et de ballonnements, on peut incorporer des noix dans la crème et la parsemer de pignons grillés.

Les boissons

◆ *Tisane ventre plat*

Mettre à chauffer un bol d'eau la plus pure possible. Éteindre le feu lorsqu'elle frémit (juste avant l'ébullition). Ajouter deux pincées de graines de fenouil. Couvrir. Laisser infuser 5 à 8 minutes. Boire bien chaud, si possible sans édulcorants. Une tasse en fin de repas.

◆ *Kéfir*

Boisson pétillante lacto-fermentée à partir du ferment pour kéfir et avec des fruits secs.

Préparation :

2 litres d'eau la plus pure possible
7 à 8 cuillerées à soupe de grains de kéfir
125 g de sucre biologique
2 figues sèches ou fraîches
1 citron

Couper le citron et les figues en deux, les placer dans un récipient en terre ou en verre. Ajouter l'eau et le sucre, couvrir d'un tulle et laisser macérer trois jours à température ambiante. Après ce temps, enlever les fruits, filtrer le liquide et presser le citron dans le liquide. La figue peut être réutilisée dans un plat cuisiné. Mettre en bouteilles hermétiques (bouteille de limonade) et attendre encore trois jours environ avant de consommer. On peut jouer avec la quantité de fruits (et la variété), de sucre et le temps de fermentation pour adapter le kéfir à son propre goût.

Attention : comme pour le cidre, ne pas secouer la bouteille avant son ouverture.

Remarque : les grains de kéfir se conservent dans un bocal avec leur double d'eau et trois cuillerées à soupe de sucre (à changer régulièrement : trois à six jours selon l'époque). Les grains se reproduisent assez vite. Pour arrêter la fermentation, mettre au réfrigérateur (le froid met les grains au repos).

Cette recette ainsi que celle de kombutcha m'ont été donné par mon amie Anne-Claire, qui n'a pas hésité un instant à m'envoyer les grains de kéfir par la Poste. Ainsi, je peux moi-même en redonner à la demande.

◆ *Kouzu avec umebosis*

Cette boisson renforce la digestion et combat la fatigue générale. Très efficace en cas de diarrhée et de rhume.

Préparation :

Mettre une cuillerée à café de kouzu dans un peu d'eau froide. Laisser reposer une minute puis délayer. Écraser une prune umebosis dans un quart de litre d'eau froide (ou délayer une demi-cuillerée à café de purée d'umebosis) et mettre sur le feu. Lorsque l'eau bout, verser le kouzu. La préparation est alors laiteuse. En remuant constamment et en laissant cuire 2 à 3 minutes, elle va s'épaissir et devenir transparente. On peut ajouter un peu de tamari, ou faire un kouzu-tamari, sans prune. Boire bien chaud. Chacun trouvera la consistance et le goût qui lui convient en utilisant plus ou moins de kouzu et de tamari. Attention à ne pas trop saler.

◆ *Thé de trois ans avec umebosis*

Renforce la digestion et la circulation. Verser le thé bancha sur une demi-prune umebosis écrasée, ajouter une larme de tamari. Boire bien chaud.

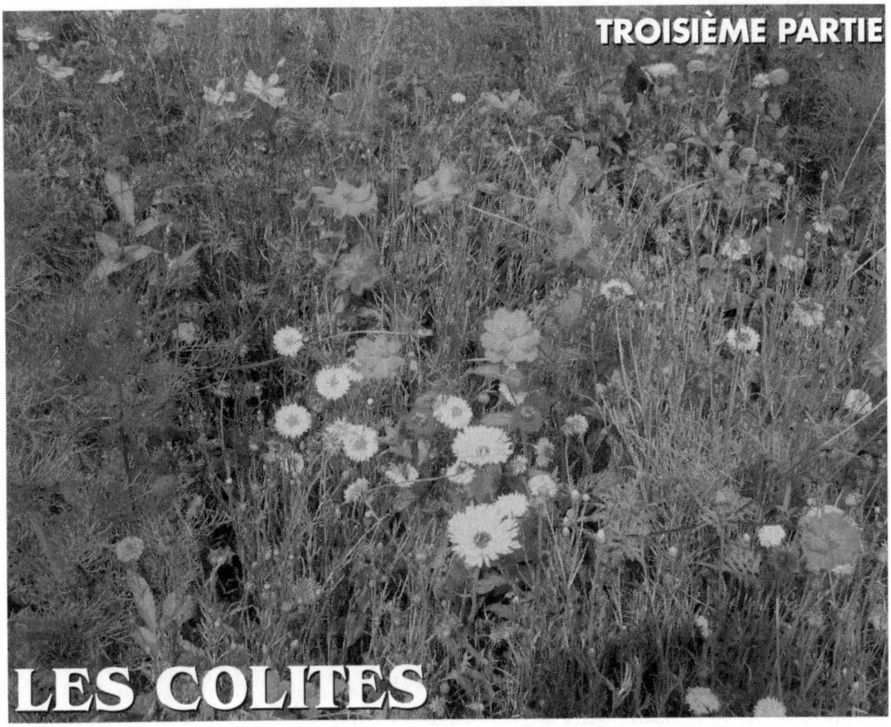

QU'APPELLE-T-ON « COLITE », CÔLON IRRITABLE... ?

Colite, côlon irritable, colopathie fonctionnelle, troubles fonctionnels intestinaux… Ces termes désignent des manifestations intestinales souvent douloureuses, et parfois accompagnées de troubles du transit (alternance de diarrhée et de constipation). Pour ceux qui en souffrent, le plus gênant est la douleur. Qu'elle soit très localisée (un « point » dans le bas-ventre) ou plus diffuse, d'intensité variable, elle est souvent angoissante, car imprévisible et difficile à calmer. Il faut noter qu'il s'agit d'une affection chronique, qui dure dans le temps, avec des périodes aiguës et des périodes plus «calmes ». Les examens pratiqués ne décèlent en général rien d'anormal : c'est pourquoi on parle de troubles «fonctionnels » : aucune lésion des tissus, aucun dysfonctionnement majeur ne peut être mis en évidence.

Ces troubles touchent plusieurs millions de personnes en France et il faut avouer que les traitements médicaux conventionnels sont d'une efficacité très limitée. Le stress, le manque d'activité physique et certaines caractéristiques du profil psychologique favorisent la survenue de ces symptômes. Les colitiques sont souvent des personnes peu extériorisées, facilement angoissées, toujours sous pression... Un état qu'elles cultivent elles-mêmes et dont elles ont du mal à se libérer. Certains facteurs alimentaires peuvent aggraver ces troubles digestifs. La consommation abusive de crudités et de céréales complètes, souvent rencontrée chez les femmes qui pensent bien faire en augmentant leur ration de végétaux, entretient l'irritation de la muqueuse colique et favorise les fermentations et l'accélération du transit. De même, l'excès d'épices, de plats très relevés, mais aussi de plats frits ou trop gras, agresse le système digestif et favorise l'irritation.

Par ailleurs, beaucoup de personnes souffrant du côlon ont tendance à réduire de façon draconienne la diversité des aliments qu'elles consomment. La peur d'avoir mal, de ne pas supporter tel ou tel aliment, font qu'elles déséquilibrent totalement leur ration en supprimant de nombreux produits. L'important est donc de mieux choisir les aliments, en variant ses menus, dans la mesure du possible.

Enfin, si des mesures diététiques s'imposent pour soulager les colites, il faut savoir que cela n'est souvent pas suffisant : relaxation et meilleure hygiène de vie quotidienne sont tout aussi indispensables.

MAÎTRISER LES COLITES

Les principes alimentaires que l'on peut donner pour améliorer les troubles douloureux du côlon et rééquilibrer le transit sont avant tout des conseils... de bons sens ! Il s'agit de mettre au repos un côlon stressé, en consommant des aliments apaisants et en limitant toute source d'irritation.

1/ Mangez dans le calme, à heures régulières

Aujourd'hui, pris par les occupations de la journée, nous prenons nos repas trop vite, parfois sans faire de vraie pose. Essayez d'instaurer des temps de repas (au moins 15 à 20 minutes), où vous vous consacrez uniquement à cela : asseyez-vous vraiment à une table et éteignez téléphones, télévision... Dans la mesure du possible, faites en sorte de manger à heures fixes, pour réguler l'activité du système digestif.

2/ Mastiquez correctement.

Prenez le temps de mâcher les aliments : la digestion commence dans la bouche et les aliments doivent arriver dans l'estomac sous forme de purée épaisse et non en gros morceaux. Vous l'avez sans doute déjà remarqué : un repas avalé dans la précipitation entraîne immanquablement des douleurs et une lourdeur digestive dans l'heure qui suit. Ne demandez pas d'efforts inutiles à votre tube digestif surmené : vous lui faciliterez le travail en prenant des repas légers et en les mastiquant parfaitement.

3/ Soignez votre flore intestinale

Une flore mal équilibrée ou trop peu abondante va favoriser les fermentations et le développement des bactéries indésirables. Comme pour toutes les pathologies bénignes intestinales (constipation, ballonnements), il est important de restaurer et d'entretenir la flore du côlon. Les « laits » fermentés (de préférence végétaux, pour éviter le lactose) permettent d'entretenir la flore et améliorent les défenses naturelles de l'organisme. Pour cette raison également, il est important de conserver un bon apport en fruits, légumes et céréales semi-complètes, dont les fibres douces interviennent également dans le développement de cette flore.

4/ Choisir des aliments « apaisants »

Les végétaux consommés en grandes quantités peuvent favoriser la survenue des colites : leurs fibres, et certaines substances végétales (molécules soufrées, tannins…) sont parfois irritants pour une muqueuse sensible.

Il est donc important de favoriser, au quotidien, les aliments qui n'entraînent pas d'irritations : certains légumes, de préférence cuits (courgette, carotte…), les céréales à fibres douces (avoine, semoules et farine semi-complète, riz…) et les fruits de saison bien mûrs (pomme, pêche, poire…). La cuisson sera réalisée sans matière grasse (à la vapeur, à l'étouffée), en ajoutant une noisette de beurre ou un filet d'huile crus au moment de servir. Certaines plantes ont des vertus antispasmodiques (fenouil…), il est conseillé de les consommer régulièrement sous forme de tisane.

Viandes, poissons et fromages: oui mais… Rien ne contre-indique les viandes maigres à fibres courtes (steak de bœuf, escalope de poulet ou filet de porc), les poissons blancs et les fromages à pâte cuite aux personnes souffrant de colites. Au contraire, leur consommation modérée permet de rééquilibrer l'alimentation en réduisant la part végétale et l'apport de fibres, souvent irritantes. Toutefois, tout est question de mesure : trop de viande favorise les fermentations intestinales (de type putréfaction avec production de gaz malodorants) et trop de fromages fermentés à goût fort (munster, chaource, saint-marcellin) déséquilibre la flore et favorise les ballonnements.

5/ Limitez les crudités

Les crudités, malgré leur image d'aliments vitalisants et peu caloriques, ne sont pas adaptés aux côlons irritables. La diététique chinoise conseille plutôt le cuit que le cru, trop « humide ». Il est vrai que les fibres gorgées d'eau des crudités peuvent être irritantes et aggraver les spasmes et sensations de douleurs. Il est donc préférable, dans un premier temps, de les éviter totalement, pour mettre l'intestin au repos. Vous pourrez ensuite les réintégrer, une par une et en petite quantité. Commencez par les carottes très finement râpées (50 à 100 g), la mâche, les pointes d'endives, le céleri-rave très finement râpé. Les betteraves cuites et les légumes lacto-fermentés sont aussi une bonne transition avant de reconsommer des crudités. On peut aussi les décruder (ébouillanter quelques minutes) ou les sauter une minute au wok par exemple pour chasser le « froid ». Les fruits non acides mûrs à point (poire, pomme douce, pêche, prunes type mirabelle…) sont bien tolérés, même crus. Au quotidien, consommez deux portions de crudités (fruits ou légumes) par jour en moyenne.

6/ Évitez les aliments irritants

Les épices fortes, le café, le cacao et tous les aliments stimulants sont déconseillés aux personnes souffrant de colites. Ils ne font qu'aggraver l'irritation chronique de la muqueuse et peuvent favoriser les spasmes du côlon. Optez pour un assaisonnement léger : la cuisine qui protège votre côlon est une cuisine presque « fade », sans épice forte et pas trop salée. Curcuma, muscade, cumin et thym seront préférables au poivre, piment, ou curry. Le café est facile à remplacer par des substituts dépourvus de caféine (chicorée, boisson aux céréales…).

7/ Vérifiez vos apports en magnésium et vitamines du groupe B

Les spasmes peuvent être comparés à des « crampes » digestives. Elles peuvent être très violentes et donc très douloureuses. Elles sont favorisées par des apports insuffisants en magnésium et en vitamines du groupe B, des substances qui interviennent dans l'équilibre neuromusculaire. Le magnésium est présent dans les céréales complètes, les légumineuses, le chocolat : des aliments que vous consommez sans doute assez peu. Pour complétez les apports, optez pour une eau de boisson riche en magnésium et n'hésitez pas à faire des cures de magnésium marin plusieurs fois par an.

8/ Se relaxer grâce à la sophrologie, au yoga, au shiatsu...

Certes manger mieux peut atténuer certains symptômes (inconfort digestif après le repas, transit irrégulier…), mais il est nécessaire de compléter ces mesures diététiques par des thérapies complémentaires. La sophrologie, la relaxation ou le yoga permettent de mieux se connaître, de se décontracter plus facilement et de mieux gérer les périodes douloureuses. Il est conseillé de faire des pauses « relaxation » très courtes, plusieurs fois par jour si possible et à chaque fois que l'on sent un inconfort digestif. Cette petite parenthèse permet de se recentrer sur soi-même, de faire un break vis-à-vis du stress environnant, bref de déconnecter !

Selon votre tempérament, pratiquer un sport plus tonique peut vous convenir davantage : peut-être avez-vous besoin de vous défouler, de canaliser le trop plein d'énergie qui génère vos douleurs abdominales.

Les activités d'endurance sont les mieux adaptées : optez pour le jogging, la natation, la marche, ou le ski de fond… Ils complèteront parfaitement les méthodes de relaxation.

Que faire en cas de crise douloureuse ?

Si la crise est vraiment importante, il peut être nécessaire de jeûner pendant une journée. Le tube digestif, totalement mis au repos, va se décontracter progressivement. Profitez de cette journée pour vous reposer et buvez des tisanes apaisantes, des bouillons ou préparez-vous un congie (voir la recette p.127). Reprenez ensuite progressivement l'alimentation en intégrant dans vos menus des légumes cuits et des céréales semi-complètes cuisinées très simplement. Enfin, ajoutez des crudités dès que les douleurs ont cédé.

DIX ALIMENTS ANTICOLITES

1/ Les bouillons de légumes

Le bouillon de légumes est un remède incontournable en période douloureuse : il met le tube digestif au repos et limite ainsi l'importance des spasmes. En période de crise aiguë, on peut en boire pendant une journée, mais pas plus longtemps, car les bouillons sont peu nutritifs.

Si possible, faites votre bouillon vous-même, avec des légumes de culture biologique, très frais et de bonne qualité. Plongez dans l'eau froide des légumes coupés en petits dés : de cette façon, les minéraux et autres substances végétales vont migrer dans l'eau de cuisson que vous consommerez ensuite. Choisissez des légumes non irritants : carotte, panais, courgette, blanc de poireau, cœur de fenouil, céleri en branche, potiron, par exemple. Évitez impérativement les choux, l'oignon, l'ail, l'échalote et, d'une façon générale, tous les légumes et les fruits acides (tomate) ou dont la saveur est très marquée (navet…). Relevez le bouillon de thym, laurier quelques graines de coriandre, persil frais. N'abusez pas, néanmoins, des herbes et aromates, qui, à forte dose, peuvent stimuler les fonctions digestives.

L'objectif étant de mettre au repos le tube digestif, vous limiterez aussi le sel et le poivre. Une touche de sauce soja ou de miso peut améliorer le goût et la couleur du bouillon. Utilisez-les à petites doses car ils sont très aromatiques. Le bouillon peut être consommé dans un premier temps totalement filtré, pour éviter toute présence de fibres.

Lorsque la crise s'apaise, et au quotidien, consommez les bouillons avec les légumes coupés très fins et parfaitement cuits, éventuellement enrichis de riz, petites pâtes, ou semoule. Quelques dés de tofu permettent de rendre le bouillon plus nutritif, si on souhaite en consommer plusieurs jours de suite.

En pratique

• Consommez du bouillon clair en période de crise (une journée maximum).

• Un bouillon enrichi de céréales et tofu peut servir de base d'alimentation pendant deux à trois jours.

• C'est la qualité des légumes qui fait la qualité du bouillon : utilisez des légumes d'excellente qualité pour un meilleur résultat.

> ***Bon à savoir***
>
> Ajoutez des pommes de terre en dés uniquement si vous consommez les légumes avec le bouillon, sinon, c'est inutile, car elle n'apporte pas de saveur particulière.

2/ Les légumes lacto-fermentés, les graines germées

Si certains végétaux sont, à l'état naturel, difficiles à digérer, des transformations naturelles peuvent en améliorer la tolérance. La fermentation qui est à l'origine un moyen de conservation naturel de produits très périssables, permet d'obtenir des légumes très digestes : choucroute, betterave, radis ou céleri, en particulier, peuvent être traités de cette façon. La fermentation naturelle liée au développement des bactéries lactiques acidifie le milieu dans lequel baigne le légume, et les enzymes présentes vont réaliser une pré-digestion de certains composants végétaux. C'est pourquoi la choucroute (cuite avec peu de matière grasse) est beaucoup plus digeste que le chou vert d'une potée, par exemple.

Ces légumes se consomment chaud ou froid, ce qui permet de réaliser des salades, tout en évitant l'excès de crudités. De même, les graines (de légumineuses ou autre) sont beaucoup plus digestes après germination. Les enzymes naturelles qu'elles contiennent sont réactivées par la présence d'eau : elles vont hydrolyser une partie des glucides complexes de la graine, facilitant ainsi l'action des sucs digestifs. De plus, les fibres des graines germées sont moins irritantes que celles de la graine sèche, car elles se gorgent d'eau pendant la germination. Testez donc la tolérance des lentilles, pois et haricots en début de germination (germe de quelques millimètres), à cuire ensuite à l'eau, pour une meilleure digestibilité. Les petites graines d'alfalfa, de radis, haricot mungo, etc. peuvent être consommées crues, mais toujours en petite quantité (une pincée par jour).

En pratique

- Faites prégermer vos légumineuses avant de les cuire (germe de 1 ou 2 mm).
- Ajoutez une pincée de graines germées dans vos céréales, vos légumes (enlevez éventuellement le résidu de l'enveloppe de la graine).
- Profitez des légumes lacto-fermentés froids, en salade, pour remplacer les crudités classiques.

> ***Bon à savoir***
>
> Les légumes lacto-fermentés sont vendus le plus souvent en bocal stérilisé, ils ne contiennent donc plus de bactéries lactiques vivantes, et ne peuvent contribuer à équilibrer la flore intestinale. Mais on trouve depuis peu en magasins bio des légumes lacto-fermentés, conditionnés sous vide. Ce procédé laisse les bactéries en vie.

3/Les algues : minéraux et fibres douces

Les algues contiennent des substances mucilagineuses, qui forment un gel dans le tube digestif et équilibre ainsi le transit. Non irritantes, au contraire des fibres cellulosiques des céréales, elles permettent de lutter en douceur contre la constipation et la diarrhée. Les colitiques souffrent très souvent de l'alternance ralentissement/accélération du transit, et il est difficile d'y remédier. La consommation régulière d'algues, en petite quantité peut être une aide pour rééquilibrer la vitesse du transit.

Par ailleurs, leur forte concentration minérale est un atout de plus : un supplément naturel en magnésium a également des répercussions bénéfiques sur les spasmes intestinaux. Les algues séchées s'intègrent facilement dans les potages, les plats de légumes, de céréales, les sandwichs maison ou les salades. L'iziki, le wakamé, les feuilles de nori s'utilisent très facilement une fois réhydratées. On peut aussi saupoudrer les plats d'algues en poudre, mais l'effet-fibre sera moins marqué car la quantité consommée est alors très faible. La salicorne, plante vivant en eau saumâtre, récoltée notamment en Bretagne, est disponible en bocal et se consomme chaude ou froide, avec des céréales ou des légumes. Pensez également à réaliser des desserts avec de l'agar-agar ou de la carragheen, qui peuvent contribuer à soulager les douleurs grâce à leur effet émolliens

> **En pratique**
>
> • Ajoutez une pincée d'iziki dans les sandwichs, les tartes salées.
>
> • Découvrez la salicorne dont la saveur est plus douce que celle des algues de pleine mer, vendues déshydratées.
>
> • Ajoutez une pincée d'agar-agar dans les plats chauds : il passe inaperçu car il n'a aucun goût.

> ***Bon à savoir***
>
> Les algues, très minéralisées, et riches en glucides spécifiques, peuvent être mal tolérées à fortes doses. Le bon sens impose donc d'en consommer seulement quelques grammes par jour : c'est suffisant pour profiter de leurs bienfaits.

4/Du riz blanc aux céréales semi-complètes

Choisir les céréales adaptées est un véritable casse-tête lorsque l'on souffre de colite. On a longtemps conseillé la consommation de céréales blanches, pauvres en fibres qui permettaient, pensait-on, de mettre le tube digestif au repos. En réalité, l'absence de fibres favorise la constipation et le résultat est un dérèglement du transit, plutôt qu'une amélioration des symptômes. On conseille aujourd'hui de maintenir un apport régulier en fibres douces, sous forme de légumes, de fruits et de céréales semi-complètes.

Cependant, en période de crise douloureuse, on peut opter pour les céréales raffinées pendant un jour ou deux, en particulier pour le riz connu pour ses vertus apaisantes. Mais il est important de l'associer à des fruits cuits (pomme, poire) ou à des légumes (carotte, salade cuite…) pour éviter la constipation. De même, on peut ajouter des petites pâtes, des perles du Japon, du tapioca, des vermicelles de riz dans les bouillons, si les douleurs abdominales sont très intenses. Il est nécessaire de réintégrer les jours suivants : de la semoule semi-complète, des pâtes complètes (de blé, sarrasin ou quinoa…), du riz semi-complet afin d'augmenter l'apport en fibres douces.

Vous pourrez ensuite intégrer des céréales et graines contenant davantage de fibres (millet, quinoa, riz brun…) dans vos menus quotidiens, à condition de les consommer en petite quantité (100 à 120 g en poids cuit) et toujours associés à des légumes apaisants type carotte, courgette…

> **En pratique**
>
> • Optez pour le riz blanc les jours de crise douloureuse, mais pas trop longtemps pour éviter la survenue de la constipation.
>
> • Associez céréales semi-complètes et légumes pour une bonne tolérance (riz et courgette, pâtes et jeunes épinards, semoule et petits légumes primeurs…).
>
> • Perles Japon, riz glutineux et tapioca permettent de réaliser de bons entremets, que vous enrichirez de pommes, pêche ou poires cuites.

> ***Bon à savoir***
>
> Assaisonnez vos céréales d'un filet d'huile vierge ou d'une noisette de beurre crus : c'est indispensable pour le bon fonctionnement de la digestion et du transit.

5/ L'avoine, une céréale apaisante.

L'avoine est une céréale un peu à part : elle contient des fibres douces (pectines et hémicellulose) qui n'agressent pas la muqueuse intestinale. Gorgées d'eau, ces fibres forment un gel qui augmente le volume des selles et régule le transit de façon naturelle. L'avoine, que nous consommons assez peu en France, mérite d'être réintégrée quotidiennement dans nos menus. On la trouve facilement sous forme de flocons précuits. Ils permettent de réaliser le porridge anglais, idéal pour le petit-déjeuner, mais également des galettes. Quel que soit la recette que vous choisissez, prenez soin de terminer la cuisson des flocons pour une obtenir une meilleure digestibilité. Il suffit de les faire bouillir quelques minutes dans de l'eau, du lait de vache ou de soja. Les flocons d'avoine et la farine d'avoine peuvent enrichir une farine de blé blanche pour réaliser des pains, des gâteaux, des crêpes, ou des crumbles…

> **En pratique**
>
> • Un petit-déjeuner bien toléré et équilibrant : flocons d'avoine cuits dans du lait de riz, dés de pommes, miel.
>
> • Délicieux et très simple : ajouter deux cuillerées à soupe de flocons d'avoine dans un bol de soupe ou de bouillon, au moment de les réchauffer.
>
> • Si vous souffrez de colite, évitez de consommer des flocons d'avoine sans les cuire : ils seraient indigestes. Il en va de même pour les müeslis, même s'ils sont précuits.

> ***Bon à savoir***
>
> L'avoine contient peu de gluten et ne permet donc pas, seule, de réaliser du pain. On peut cependant la mélanger à de la farine de blé pour faire un délicieux pain maison (deux parts de farine de blé pour une part d'avoine).

6/ Pain, galettes et biscottes : que choisir ?

Les produits céréaliers ne sont pas toujours bien supportés lorsque l'on souffre de colite. Ils peuvent entraîner des spasmes et des fermentations désagréables. On a longtemps pensé qu'il était préférable d'éviter le pain pour le remplacer par des biscottes. En fait, ces dernières, souvent pauvres en fibres, favorisent la constipation et ne font souvent qu'aggraver le syndrome douloureux.

Une chose est sûre : les pains et ses dérivés ont toute leur place dans l'alimentation, à condition de faire des choix judicieux. Le pain risque d'être mal toléré s'il contient beaucoup de mie, car cette dernière est plus difficilement attaquée par les sucs digestifs. Si vous souhaitez consommer du pain, ce qui est conseillé, évitez les boules de pain (riches en mie), et choisissez des pains allongés de format moyen, ils présentent davantage de croûte par rapport à la mie. La cuisson doit être parfaite : une mie peu cuite est digérée lentement et risque d'entraîner des fermentations.

Enfin, évitez de consommer le pain chaud juste sorti du four : un pain légèrement rassit est beaucoup plus digeste (pain de la veille). Pour en améliorer encore la tolérance, couper le pain en fines tranches et faites-le légèrement griller. Un pain fait de farine semi-complète, de farine de seigle ou d'épeautre convient parfaitement. Évitez le pain au son qui peut être trop irritant.

Les biscottes peuvent être utiles en période de crise, car elles sont très digestes. Néanmoins, leur recette est plus complexe que celle du pain (présence de matières grasses, d'additifs…), et certains composants peuvent être mal tolérés. Il est préférable de consommer, dans ce cas des galettes de riz soufflés ou des pains croustillants à base de seigle (type Wasa), ou encore du pain azyme dont la recette est beaucoup plus simple. Les pitas et les galettes indiennes (nan…) sont plus proches du pain que des biscottes et doivent être parfaitement cuites (voire grillées) pour être tolérées.

En pratique

- Consommez une à deux tranches de pain grillé par repas (ou galettes de riz, pains croustillants…).
- Évitez l'excès de pain qui peut favoriser les fermentations intestinales.
- Optez pour des pains « Bio » et vérifiez la composition des galettes et pains croustillants pour limiter la présence d'additifs indésirables.

7/Fruits et légumes apaisants

- La présence de légumes et de fruits sont indispensables à votre santé et ne doivent pas être éliminés totalement. Même si vous avez l'impression que leur consommation entraîne des douleurs, il suffit souvent de mieux les choisir, et de les cuisiner de façon adéquate pour les supporter parfaitement.

- La tolérance des végétaux dépend de différents facteurs notamment leur composition en fibres : évitez les fruits et les légumes à fibres dures, contenant des graines, des pépins (kiwi, framboise, chou, tomate...). D'une façon générale, épluchez les végétaux car la peau contient des fibres parfois mal tolérées. Leur acidité : une muqueuse fragilisée supportera moins bien l'acidité naturelle des agrumes, de la tomate, des fruits de la passion... La présence de substances soufrées (oignon, ail, chou...), leur degré de maturité : un légume jeune (haricot vert, courgette, salade...) contient moins de fibres cellulosiques, il est plus hydraté et plus facile à digérer qu'un légume récolté plus tardivement. C'est notamment le cas pour les haricots et les pois, dont la composition change selon le degré de maturité (augmentation des fibres insolubles, des glucides complexes indigestibles...).

À l'inverse, vous choisirez des fruits parfaitement mûrs, jamais « verts » ou croquants, car leurs fibres sont plus coriaces, et leur acidité plus élevée qu'à pleine maturité. Leur fraîcheur : des légumes mal stockés, ou conservés trop longtemps (même au frais) sont moins digestes, car certaines substances se transforment et prennent un goût fort. L'éventuel développement de bactéries ou de levures indésirables contribuent à agresser la muqueuse intestinale. Leur degré de cuisson : les fibres végétales gélifient et s'attendrissent au cours de la cuisson. Les végétaux cuits sont donc moins irritants que les crudités : il faut les privilégier chez les colitiques.

À consommer sans risque

- **Les légumes :** betterave, carotte, courgette, aubergine épépinée, petite blette (poirée), pousses d'épinards, mâche, endive, haricots verts extra fins, potiron et autres courges (récoltées jeunes), céleri rave, panais, les navets nouveaux, pois gourmands, champignons (jeunes et très frais). La tomate est souvent mieux supportée une fois épluchée et épépinée, toujours choisie bien mûre.

- **Les fruits :** la pomme, la poire, la banane (cuite), la pêche, les prunes non acides, le coing, la mangue. La fraise et la cerise, bien mûres et non acides, sont en général tolérées.

En pratique

• Achetez des fruits et des légumes très frais et consommez-les rapidement.

• Privilégiez les végétaux cuits, et n'introduisez les crudités qu'en petite quantité (100 g/jour, parmi carotte, mâche, endive, pomme, poire).

• Testez les végétaux séparément, en évitant les mélanges et les préparations compliquées pour mieux cerner ceux qui vous conviennent.

Bon à savoir

La tolérance des végétaux peut varier en fonction de l'état du côlon. Il est donc important de tester régulièrement vos tolérances, en réintégrant un produit que vous ne consommiez plus, car quelques semaines ou mois plus tard, vous pourrez en consommer sans désagréments.

8/Les produits et les conserves bio

Un côlon irritable supporte d'autant moins bien les additifs, conservateurs et autres stabilisants qui foisonnent dans tous les produits industriels conventionnels. Pour que l'alimentation soit un véritable apaisement pour la muqueuse intestinale, il est primordial de choisir des aliments bruts, non traités, que l'on cuisine soi-même de façon simple. Si vous souhaitez consommer des produits transformés (conserves, surgelés…), optez pour des produits basiques, non cuisinés, issus de culture biologique.

La réglementation limite en effet les adjonctions d'additifs dans les produits certifiés « Bio » : cela limite donc les risques d'intolérance à des composants ajoutés à l'aliment principal. Lisez bien les étiquettes : les adjonctions devraient se limiter à de l'eau, du sel, éventuellement de la vitamine C (qui évite le brunissement des aliments) et des aromates. Tout le reste (stabilisants, émulsifiants, colorants…) est à éviter. Il est fréquent de penser que l'on ne supporte pas un aliment (un légume, une céréale…), alors que c'est un des ingrédients secondaires qui provoque cette intolérance. Plus la recette du produit est complexe, plus on risque de mal le tolérer, sans connaître réellement le composant à incriminer.

En pratique

• Choisissez des légumes, légumineuses, fruits... nature, et non cuisinés, qu'ils soient en conserve ou surgelés.

• Optez pour les produits bio, qui contiennent moins d'additifs.

• Méfiez-vous des biscuits et viennoiseries qui contiennent toujours des additifs, indispensables à leur fabrication industrielle. Préférez les faire vous-même avec des ingrédients basiques que vous connaissez.

Bon à savoir

Les aliments enrichis en vitamines et minéraux, peuvent eux aussi entraîner des troubles digestifs, en particulier ceux qui sont riches en fer et en magnésium : ils ne sont pas conseillés si votre côlon est irritable.

9/ Levure alimentaire et argile verte

Excellent complément nutritionnel, la levure a toute sa place dans le traitement des colites. Si elle n'a pas d'effet direct sur le système digestif, sa richesse en nutriments variés contribue à rééquilibrer l'organisme : une stratégie à ne pas négliger lorsque l'on souffre de syndrome chronique. Source de protéines, de vitamines et d'oligo-éléments variés, la levure est connue pour ses vertus équilibrantes au niveau du système nerveux (vitamines du groupe B). Elle favorise en particulier la relaxation musculaire et améliore la qualité du sommeil, deux points-clés pour tous ceux qui souffrent de stress et d'insomnie, avec répercutions digestives.

Par ailleurs, la présence de gluthation dans la levure en fait un complément aliment favorisant les processus de détoxication de l'organisme, autre point important en cas de colite chronique. On sait également que la levure aliment améliore les défenses immunitaires, permettant de mieux lutter contre les infections (y compris digestives). La levure est habituellement consommée déshydratée, sous forme de paillettes ou de comprimés. On peut aussi la consommer vivante (levure de boulanger), elle permet, dans ce cas, de rééquilibrer la flore intestinale. Mais elle peut provoquer des ballonnements et n'est pas conseillée sous cette forme si vous souffrez du côlon.

L'argile est traditionnellement utilisée pour traiter les troubles digestifs les plus variés. Substance non assimilée, l'argile traverse le tube digestif en captant différents éléments présents dans le bol alimentaire : graisses, bactéries, acides biliaires… Elle réalise donc un véritable « nettoyage » qui ne peut être que bénéfique si vous souffrez du côlon. Il faut l'utiliser en petite quantité (une demi-cuillerée à café par jour pendant trois à quatre jours) car, à forte dose, elle favorise la constipation. Il est recommandé d'en faire une cure tous les deux ou trois mois pour détoxifier le tube digestif.

En pratique

- Saupoudrez de levure de bière vos salades, vos yaourts, vos potages (une cuillerée à soupe par jour) tout au long de l'année.
- Faites une cure d'argile à chaque changement de saison, et en période de crise douloureuse.
- Consommez l'argile à jeun, diluée dans un verre d'eau tiède, pour un maximum d'efficacité.

Bon à savoir

Consommez la levure nature, simplement saupoudrée sur les aliments, pour bénéficier de toutes ses vitamines. Intégrée à des préparations cuites, elle perdrait la majeure partie de ces vitamines.

10/ Tisanes et boissons antispasmodiques

Le café, comme le thé dans une moindre mesure, contient des substances stimulantes qui peuvent favoriser les spasmes et douleurs digestives. Vous trouverez très facilement des substituts à base de chicorée, de céréales ou de glands, qui s'utilisent de la même façon et ont une saveur assez proche de celle du café. Dépourvus de caféine, de graisses indigestes et pauvres en tannins, ces boissons sont apaisantes pour la muqueuse intestinale. Vous pouvez en boire deux à trois tasses par jour.

Si vous souhaitez consommer du thé, évitez surtout le thé noir très infusé (riche en théine et en tanins), et remplacez-le par un thé vert très léger. Certains thé sont naturellement pauvre en théine : le thé dit de « trois ans », dont seules les jeunes pousses sont utilisées et le thé « mû », mélange de thé et de plantes de montagne dépourvues de théine.

Enfin, certaines plantes sont connues depuis toujours pour apaiser les spasmes douloureux : l'anis, le basilic, la fleur d'oranger, le cumin, la marjolaine, la réglisse, la sauge, la valériane.

En pratique

• Remplacez le café classique par de la chicorée ou du « café » de céréales torréfiées.

• Choisissez un thé pauvre en théine (thé vert léger, thé de trois ans).

• Testez différentes infusions, car votre organisme sera plus ou moins réceptif à chacune d'entre elles.

Bon à savoir

Évitez l'ajout de lait de vache ou de soja dans le thé car leur association est particulièrement indigeste.

Une journée confort intestinal

En cas de crise douloureuse

Petit-déjeuner	1 thé de « trois ans » + miel 2 galettes de riz + beurre 1 ramequin de compote de pomme
Déjeuner	1 bol de bouillon de carotte et tapioca Courgettes vapeur et semoule d'épeautre Poire pochée Tisane antispasmodique (anis…)
Dîner	1 bol de bouillon de légumes Carottes vapeur et riz semi-complet 1 yaourt au soja + miel Pomme au four Tisane antispasmodique (oranger…)

Au quotidien

Petit-déjeuner	1 bol de lait de riz + chicorée 2 tartines de pain bis + beurre 1 poire
Déjeuner	Salade de betterave lacto-fermentée, graines de luzerne germées Nouilles asiatiques, carottes et tofu Mirabelles 2 galettes de riz Tisane antispasmodique (anis…)
Dîner	Soupe de potiron et carottes Riz au safran, salicorne Flocons d'avoine au lait d'amande 2 galettes de riz Tisane antispasmodique (oranger…)

RECETTES ANTICOLITES

Des sauces et des assaisonnements

◆ Crème de soja (chaude et froide)

1 verre de farine de soja
½ verre d'huile de sésame
Sel
Persil

Délayer la farine de soja dans deux verres d'eau froide.

Fouetter pour bien diluer.

Mettre sur le feu et cuire jusqu'à épaississement en remuant souvent.

Incorporer l'huile au mixer, le sel, le persil (ou autres aromates, selon la saison).

Dans l'assiette :

cette sauce se sert chaude en accompagnement de pâtes ou de légumes vapeur. Froide, elle est délicieuse sur des tartines, toasts ou avec des bâtonnets de crudités.

◆ Crème au safran (chaude et froide)

100 g de farine de maïs
1dl d'huile de sesame
1 cuillerée à soupe de vinaigre de riz
1 cuillerée à soupe de jus de citron
3 cuillerées à soupe de shoyou
1 pointe de couteau de safran en poudre
2 dl d'eau

Mettre dans une petite casserole la farine de maïs et le safran, verser 2 dl d'eau froide et fouetter pour bien délayer la farine. Mettre sur le feu et cuire un quart d'heure en remuant souvent. La consistance finale de la sauce est celle d'une mayonnaise. Ajouter en fin de cuisson, encore sur le feu, 1 dl d'huile de sésame, puis les autres ingrédients : shoyou, vinaigre de riz et le jus de citron. Vérifier l'assaisonnement et ajouter du sel si nécessaire.

◆ *Citronnette à l'anis vert pour carottes et fenouil*

Jus d'un citron ou vinaigre de riz
Huile d'olive
Anis vert en poudre

Variante gourmande : *ajouter des grains de fenouil.*

◆ *Vinaigrette de base*

Quelques gouttes de vinaigre de cidre ou de riz
Une huile de première pression à froid (olive, tournesol, carthame, sésame...)
Quelques gouttes de shoyou (moins fort que le tamari) ou du sel

Mélanger tous les ingrédients en ajustant les proportions à son goût. On peut ajouter un filet d'eau.

Variantes gourmandes :

Aux herbes de Provence, graines de fenouil, toute herbe aromatique fraîche ou séchée : thym, romarin, marjolaine, estragon, persil, ciboulette, cerfeuil, etc.

◆ *Vinaigrette à la levure maltée*

Vinaigre de cidre
Huile d'olive ou de tournesol
shoyou
Levure maltée en paillettes

Mélanger tous les ingrédients, ajouter un filet d'eau. Bien remuer. On peut passer au mixer pour obtenir une sauce bien onctueuse.

Des pains

◆ *Kessrah (un pain sans levure)*

250 g de semoule fine de blé
50 g d'huile
1 dl d'eau tiède
1 pincée de sel
Nigelle (facultatif)

Mélanger tous les ingrédients. Bien malaxer pendant quelques minutes. Chauffer à sec une poêle à fond épais ayant un couvercle qui ferme bien (genre sauteuse). Former des galettes d'une dizaine de centimètres de diamètre et de l'épaisseur d'un doigt (pas plus !). Déposer une galette au fond, couvrir et laisser cuire en retournant plusieurs fois. Cela peut prendre une vingtaine de minutes. À déguster de suite, comme un pain. Pour la conserver (deux à trois jours), l'envelopper dans un linge puis dans un sac ou une boîte hermétique.

Remarque : cette galette est très facile à faire, plus facile et plus rapide que les chapatis et même si la cuisson est plus longue, on la surveille facilement pendant qu'on prépare le reste du repas. La nigelle (voir chapitre des épices, page 152), souvent utilisée en Orient dans les préparations de pain, elle donne une saveur parfumée à cette galette.

Variante gourmande : *Essayer avec du sésame à la place du nigelle ou encore du cumin, carvi ou anis (en grains).*

◆ *Galettes aux flocons d'avoine*

Pour une quinzaine de galettes de 3 cm de diamètre environ
2 ½ tasses de flocons d'avoine baby
1½ tasse d'eau
½ tasse de levure en paillettes
¼ cuillerée à café de sel
1 ½ cuillerée à café de Nigelle

Mélanger les ingrédients. Déposer à l'aide d'une cuillère des petits tas dans une poêle légèrement huilée, aplatir et faire dorer de chaque côté.

On peut aussi faire sécher ces galettes au four, à température basse (30°C) en les posant sur un papier sulfurisée, dans un four préchauffé pendant environ deux heures. On peut ainsi en préparer à l'avance une quantité plus importante et les garder dans une boîte hermétique.

Dans l'assiette

En remplacement du pain ou accompagné d'une mayonnaise sans œuf, de légumes vapeur et de crudités.

Variante gourmande (sucré sans sucre)

Incorporer dans la pâte des raisins de Corinthe, de la cannelle et du sésame grillé… ou servir avec une compote de pomme. Délicieux et énergétique au petit déjeuner.

◆ *Blinis au sarrasin*

Pour 40 pièces

700 g de farine de sarrasin
1 litre de lait de riz
3 œufs
1 cuillerée à soupe de sel
1 cuillerée à soupe de sucre
50 g d'huile
50 g de levure fraîche de boulanger

Mélanger lait et levure, sel et sucre, plus la moitié de la farine. Laisser reposer 10 minutes. Ajouter les œufs et le reste de la farine, battre et laisser reposer une heure.

On obtient une pâte onctueuse, bien plus épaisse que la pâte à crêpe.

Cuire dans des petites poêles en fonte spéciales pour les blinis, sinon la pâte va s'écouler et cela donnera une crêpe. Le blini cuit fait ½ centimètre d'épaisseur et environ 8 centimètres de diamètre.

Graisser le fond du poêlon, chauffer, verser une mince couche de pâte, attendre qu'elle gonfle et qu'elle commence à brunir légèrement sur les bords. Retourner.

La cuisson est rapide (1 minute environ de chaque côté). La galette doit rester souple.

Remarque : Je donne ici la recette pour 40 pièces, car les blinis se conservent bien plusieurs jours au frigo, bien emballés et à l'abri de l'air.

Dans l'assiette :

servir chaud ou froid, comme support pour un tarama d'algues ou une pâte à tartiner à base de légumineuses (pour une complémentarité céréales légumineuses), ou encore toute autre sauce épaisse à trouver selon son goût.

Les soupes

◆ *Crème de sarrasin grillé (chaude)*

4 cuillerées à soupe par personne de farine de sarrasin
Huile de sesame
¾ de litre d'eau

Faire griller à sec la farine de sarrasin. Remuer constamment. Une agréable odeur de toasté indique quand c'est prêt (surtout ne pas attendre qu'il y ait de la fumée). Laisser refroidir quelques minutes puis verser, hors du feu, itre d'eau froide en fouettant énergiquement pour éviter les grumeaux. Remettre sur le feu et cuire 4 à 5 minutes en remuant souvent. Assaisonner en fin de cuisson avec du sel et/ou du tamari et de l'huile de sésame ou une petite noix de beurre clarifié (un régal). Même les plus réticents au sarrasin deviennent adeptes.

Dans l'assiette : servir cette soupe bien chaude avec des croûtons.

◆ *Soupe miso aux algues wakamé*

1 petite poignée d'algues wakamé (ou 25 cm environ)
1 petite carotte
1 petit navet
2 pincées de persil haché
3 cuillerées à soupe miso de riz
Huile de sesame

Avec des ciseaux, couper les algues en tronçons d'un centimètre et les faire tremper dans de l'eau froide pendant 10 minutes. Égoutter. Garder l'eau de trempage. Tailler les légumes en bâtonnets le plus fin possible. Chauffer un peu d'huile de sésame. Disposer les légumes et les algues au fond de la casserole. Verser de l'eau jusqu'au niveau des algues et laisser cuire à feu moyen jusqu'à attendrissement des légumes et des algues (5 à 8 minutes). Ajouter le jus de trempage des algues et encore un peu d'eau pour obtenir en tout ¾ de litre de liquide. Porter à ébullition, puis baisser le feu et laisser frémir encore 3 minutes. Les légumes sont cuits mais doivent garder de la tenue sous la dent. Délayer le miso dans un peu de bouillon chaud. Le verser dans la soupe et ajouter le persil haché. Arrêter le feu, couvrir et laisser infuser 5 minutes.

Variante gourmande :
On peut utiliser n'importe quelle autre algue entière ou en paillettes.

Velouté de potimarron

1 petit potimarron (600 g environ)
½ l de lait de riz
2 cuillerées à soupe de crème de coco
1 cuillerée à café de cumin
½ cuillerée à café de carvi et graines de fenouil
3 cuillerées à soupe de crème de coco

Laver, évider et couper le potimarron en demi-lunes. Cuire à la vapeur. Mixer avec le jus de cuisson. Ajouter le lait de riz dans le mixer. Mettre sur le feu, et ajouter encore de l'eau si nécessaire de manière à avoir un velouté pas trop épais. Parfumer avec le carvi et les graines de fenouil, le cumin et la crème de coco (à défaut de la crème, on peut mettre une poignée de coco râpé).

Variante gourmande :

Ce velouté peut être préparé plus épais, de la consistance d'une purée. Il accompagnera alors une céréale au goût fort (millet, quinoa, sarrasin) ou une galette de céréales.

Conseil santé :

Cette soupe est également bonne en cas de constipation : on peut alors remplacer le carvi et les graines de fenouil par ½ cuillerée à café de curry.

Crème de champignons de Paris

500 g champignons de Paris (ou autres)
½ litre de sauce béchamel à la purée d'amandes
1 cuillerée à soupe d'huile d'olive
Sel
Muscade

Laver les champignons. Ôter les bouts terreux si nécessaire et les émincer. Bien chauffer l'huile et y faire revenir les champignons. Continuer la cuisson en remuant souvent jusqu'à ce qu'ils aient lâché leur eau. Ajouter la sauce béchamel et les épices. Cuire encore 10 minutes à feu doux.

Dans l'assiette :

Garnir de croûtons.

◆ *Bouillon de légumes aux algues wakamé*

1 litre de bouillon de légumes
6 feuilles d'algue wakamé
4 cuillerées à soupe de Tamari
1 cuillerée à soupe de persil haché

Faire tremper les algues 15 minutes dans de l'eau froide si elles sont sèches, pour les réhydrater. Si elles sont fraîches, veiller à bien les laver pour les débarrasser d'éventuels traces de sable.

Découper les algues en lamelles d'un centimètre. Réserver l'eau de trempage.

Faire chauffer le bouillon de légumes, ajouter les algues et l'eau de trempage. Laisser frémir 20 minutes.

Assaisonner avec le tamari hors du feu et servir ce bouillon bien chaud parsemé de persil finement ciselé.

Remarque : Si vous n'avez pas de bouillon de légumes, préparez-en un en mélangeant plusieurs légumes de saison (bio de préférence). Ceux-ci pourront être servis au repas suivant avec une vinaigrette ou incorporés dans un gratin.

Les entrées et salades

◆ *Cake aux olives et algues iziki*

2 verres de farine de blé bise
4 œufs
½ verre d'huile
½ verre de lait
150 g de tofu frais
1 sachet de poudre levante
100 g d'olives dénoyautées
100 g d'algues Iziki cuits
Estragon
Sel

Battre les œufs, ajouter l'huile, battre encore. Ajouter le lait, la levure, les olives, le tofu coupé en dés, les algues cuites et deux pincées d'estragon frais, si possible. S'il est sec, en branches, le moudre d'abord pour ne pas avoir la sensation de paille sous la dent. Saler avec précaution car les algues et les olives sont déjà salées. Ajouter la farine à la fin, cela facilitera le mélange. Cuire dans un moule à cake une heure environ à 200°C. Test du couteau, puis laisser encore un peu au four éteint.

◆ *Gelée de tomates à la mozzarella et au basilic*

800 g de tomates bien mûres
200 g de mozzarella
Une quinzaine de feuilles de basilic
2 cuillerées à soupe d'huile d'olive
1 cuillerée à soupe de vinaigre de cidre ou de riz
Sel
Tamari
2 g d'agar-agar

Extraire le jus des tomates à la centrifugeuse ou au presse purée. Peser le jus. Découper la mozzarella en petits dés (structure émiettée). Délayer l'agar-agar dans un demi-verre de jus de tomates (prévoir 2 g d'agar-agar pour 500 g de jus). Mettre la moitié du jus à chauffer jusqu'à ébullition, ajouter l'algue délayée en remuant, et laisser cuire 3 minutes. Couper finement le basilic, le mélanger avec l'autre moitié du jus, le sel, le vinaigre, l'huile, le tamari et le fromage. Verser le jus chaud par-dessus, bien mélanger et répartir dans des ramequins individuels. Laisser au frais au moins 4 heures. Démouler sur assiette et servir avec une crudité verte : mesclun, roquette seule, salade, vert de cébettes, etc.

◆ *Pâté aux champignons*

500 g de champignons
250 g de flocons d'avoine
¼ l de lait d'amandes ou de riz
3 oignons moyens
100 g d'olives noires
Ail
Persil
Herbes de Provence
50 g de levure alimentaire en paillettes
½ dl d'huile

Mettre les flocons d'avoine à tremper dans le lait tiède pendant 15 minutes. Émincer les oignons et les champignons et les faire cuire à la vapeur ou à l'étouffée. Égoutter les flocons et les ajouter à la préparation aux champignons. Mixer. Incorporer les olives dénoyautées, l'ail écrasé, le persil coupé finement, les herbes de Provence, la levure et l'huile. Verser dans un moule à cake et cuire au four th. 180°C durant 40 à 50 minutes.

Dans l'assiette :
consommer chaud avec une salade et des légumes vapeur, ou froid en entrée.

◆ *Pâté végétal aux carottes*

500 g de carottes
200 g de crème d'avoine
100 g de levure en paillettes
2 cuillerées à soupe de germes de blé
2 cuillerées à soupe de gomasio
4 cuillerées à soupe de beurre d'amandes
Thym
Badiane
Coriandre en grains

Découper les carottes en fines lamelles et les cuire à la vapeur avec trois étoiles de badiane et une branche de thym. Elles doivent être bien fondantes. Égoutter, ôter les épices. Garder l'eau de cuisson. Mélanger les carottes avec la crème d'avoine, la levure, les germes de blé, le gomasio et ½ cuillerée à café de grains de coriandre. Diluer le beurre d'amandes avec autant d'eau de cuisson des carottes et incorporer ce mélange à la préparation. La consistance doit être épaisse. Verser dans un moule à cake graissé. Enfourner dans un four préchauffé à 180°C et laisser cuire 30 à 40 minutes.

Remarque : on peut allonger le jus de cuisson, l'assaisonner avec un peu de tamari et servir ce bouillon très parfumé en début de repas en petite quantité.

Composition autour de la carotte

Pour faire découvrir toutes les variantes d'un même produit et émerveiller les convives par des saveurs et des parfums différents, on peut servir un repas entièrement réalisé à partir de ce même produit. Ici, par exemple avec les carottes :

En entrée :

salade de carottes râpées à la coriandre fraîche et au citron, servie sur un lit de salade verte (et saupoudrée de grains de grenade fraîche en saison).

En plat principal :

pâté de carottes, parfumé aux grains de coriandre servi avec des carottes vapeur entières parfumées l'anis vert et du riz complet aux fanes de carottes.

En dessert :

halwa de carottes aux pistaches.

◆ *Salade de lentilles vertes, carottes et coriandre*

200 g de lentilles vertes
2 petites carottes
Jus d'un citron
½ bouquet de coriandre fraîche
Huile d'olive
2 pincées de gingembre râpé ou en poudre (facultatif)
Tamari

Faire tremper les lentilles une nuit au moins. Égoutter, remettre de l'eau fraîche, une feuille de laurier, de sauge et/ou du thym et cuire à feu très doux. Égoutter et laisser refroidir. Ôter les herbes. Couper les carottes en allumettes. Ébouillanter une minute. Égoutter et laisser refroidir (hors du frigo). Mélanger délicatement les lentilles et les carottes. Préparer la sauce en mélangeant la coriandre coupée finement, l'huile d'olive, le jus de citron le tamari et le gingembre. Ajouter du sel si nécessaire.

Dans l'assiette :

Servir en entrée avec des radis noirs ou roses, des rondelles d'oignons et de poireaux crus, des feuilles de salade verte, une cuillerée de choucroute ou autre légume lacto-fermenté, à moins... qu'on ait bu un verre de jus de légumes lacto-fermentés au début du repas !

Remarque : j'utilise sciemment le tamari pour assaisonner les légumineuses. Cette sauce lacto-fermenté apporte des enzymes facilitant leur digestion.

◆ *Salade de poires au chèvre*

4 poires
100 g d'olives noires dénoyautées
1 fromage de chèvre frais
Jus d'un citron
Huile d'olive

Éplucher les poires, ôter les cœurs et les pépins, et les couper en cubes. Verser le jus de citron et mélanger délicatement. Mélanger les olives, avec le fromage de chèvre frais et le jus de citron. Saler si nécessaire (il se peut que les olives apportent assez de sel à cette salade). Incorporer délicatement les poires. Arroser d'un filet d'huile d'olive.

Dans l'assiette : servir en entrée avec une salade faite d'un mélange de mâche et de feuilles tendres d'épinards ou de tétragone.

Variante gourmande :
Utiliser de la mozzarella à la place du fromage de chèvre.

◆ Crêpe d'avoine germée

150 g d'avoine
3 cuillerées à soupe de sésame
3/4 de litre d'eau environ
Sel

Tremper l'avoine pendant une nuit et laisser germer pendant huit à dix heures. Procéder de même avec le sésame. Mixer tous les ingrédients jusqu'à obtention d'une pâte à crêpe. Huiler très légèrement une poêle. Verser une mince couche de la pâte. Attendre que la crêpe se décolle. Retourner.

Remarque : Cette crêpe est plus digeste que la crêpe habituelle car l'avoine est germée et non moulue, donc plus vivante et prédigérée. Elle le sera d'autant plus si on fait la cuisson dans une poêle à fond épais ne nécessitant pas de corps gras. On peut procéder de la même manière avec le blé, le petit épeautre, le sarrasin, etc.

◆ Bouchées de tournesol germé

2 tasses de graines de tournesol germées
4 carottes moyennes
2 cuillerées à soupe de purée d'amandes
2 cuillerées à soupe de jus d'orange
1 cuillerée à café de carvi en grains
3 cuillerées à soupe de noix de coco râpée

Mixer tous les ingrédients. Façonner des boulettes, les rouler dans la noix de coco râpée et servir en entrée sur un lit de salade verte finement découpée ou dans des feuilles d'endives. On peut aussi les tartiner sur une tranche de pain grillée.

◆ *Carottes à l'orientale*

3 carottes moyennes
Jus d'un citron
Huile d'olive
Quelques brins de coriandre fraîche ciselée
Zeste d'orange (facultatif)
1 petite poignée de raisins secs
Sel

Laver puis faire tremper les raisins secs une demi-heure dans de l'eau froide ou 10 minutes dans de l'eau tiède. Éplucher et râper les carottes. Les assaisonner avec le reste des ingrédients. Égoutter les raisins et les mélanger aux carottes. Ajouter le zeste d'orange finement râpé si on en a (il se marie si bien avec la coriandre fraîche!).

Remarque : faute de coriandre fraîche, utiliser de la coriandre moulue en ajoutant quelques grains laissés entiers qui seront une surprise pour le palais. Une bouffée de parfum inattendue égaie le cœur et l'esprit !

Les céréales

◆ *Le congie :*

Le terme de « congie » est d'origine chinoise. Il s'agit d'un potage épais de riz cuit très longtemps sur un feu très doux. Cette préparation simple est un vrai pansement pour nos intestins. La consommer dès le matin (comme le font les Chinois), c'est s'assurer de la bonne énergie pour la journée tout en gardant la sensation de légèreté. On peut bien sûr tout aussi favorablement consommer ce potage le soir, tel quel ou assaisonné avec du gomasio, tamari, gingembre frais, un peu d'huile... On peut utiliser du riz complet, demi-complet ou blanc, selon le besoin de notre organisme.

La méthode traditionnelle :

Mettre dans une casserole environ 100 g de riz avec environ six à sept fois son volume d'eau froide. On place alors la casserole sur un feu très doux pour plusieurs heures. On peut, par exemple, le mettre sur un poêle, le soir avant de se coucher. Il sera prêt au réveil. Attention, il faut mettre un bon couvercle et vérifier qu'il n'y ait pas trop d'évaporation.

La méthode plus rapide :

Prendre 100 g de riz par personne avec quatre fois son volume d'eau pour le riz blanc et six fois pour le riz complet. On place le tout dans l'autocuiseur et on réalise la cuisson à la vapeur pendant la préparation du repas.

Et, encore plus rapide...

Mettre du riz déjà cuit, de la veille par exemple, dans de l'eau froide et faire cuire à feu doux jusqu'à obtention d'une bouillie.Dans chaque cas, le résultat doit être une soupe d'une consistance moyenne. Il doit y avoir assez de liquide pour avoir la sensation de se désaltérer. Remarque : consommer le congie sans aucun assaisonnement est un des moyens de reconnaître la saveur douce spécifique des céréales. Plus nous entrons en contact avec la douceur des céréales plus il nous deviendra facile de nous passer du sucre. Et... ce n'est pas parce que c'est doux et moelleux qu'il faut oublier de... mastiquer !

◆ *Boulettes de riz safranées aux épinards*

1 kg d'épinards
200 g de riz blanc arborio ou demi-complet rond
Safran
Huile
Grains de fenouil

Faire griller le riz à sec. Verser trois fois son volume d'eau froide. Saler. Ajouter une bonne pincée de safran en poudre ou en pistils. Porter à ébullition, couvrir, baisser le feu au maximum et laisser cuire afin d'obtenir un riz bien cuit à consistance moelleuse mais non aqueuse. Ajouter de l'eau si nécessaire. Laver les épinards et les mettre à cuire à la vapeur, saupoudrés d'une bonne pincée de grains de fenouil. Bien égoutter et les hacher. Saler et mélanger au riz. Ajouter deux cuillerées à soupe d'huile d'olive ou de tournesol. Bien remuer. La consistance doit être ferme et moelleuse à la fois. Former des boulettes à l'aide d'une cuillère à soupe en appuyant avec la paume de la main. Disposer les boulettes dans un plat rond.

Dans l'assiette :

Servir avec une sauce tomate. Coucher éventuellement les boulettes sur un lit de carottes en julienne cuites à la vapeur et parfumées à l'anis.

Les légumes

Carottes et fanes de carottes en sauce blanche

4 carottes nouvelles avec leurs fanes
2 oignons nouveaux avec leur vert
Thym
Laurier
1 bol de lait de riz
1 œuf (facultatif)
1 cuillerée à café d'arrow-root ou kouzu

Couper les oignons avec leur vert et les carottes avec leurs fanes (jeter les premiers centimètres de tiges si elles sont dures). Faire cuire une dizaine de minutes avec le thym et le laurier dans un demi-litre d'eau. Ôter les aromates, égoutter les légumes et garder l'eau de cuisson. Délayer l'arrow-root ou encore mieux le kouzu dans le lait de riz froid, ajouter le bouillon de légumes et laisser épaissir sur feu doux. Mélanger la sauce et les légumes et servir chaud.

Dans l'assiette :
servir avec une céréale douce : riz, boulghour…

◆ Céleri-rave au curcuma

800 g de céleri-rave
1 cuillerée à soupe d'huile de sésame
½ cuillerée à café de carvi en grains
½ cuillerée à café de curcuma
tamari ou sel

Éplucher le céleri et le couper en tranches d'un centimètre d'épaisseur et 3 à 4 cm de longueur. Chauffer l'huile de sésame dans une casserole à fond épais et y faire revenir le céleri pendant 3 à 4 minutes. Saupoudrer de grains de carvi et de curcuma, ajouter un demi-verre d'eau. Couvrir, baisser le feu et laisser cuire à feu très doux une trentaine de minutes.

Remarque : le curcuma est un tonique des intestins. Ici, il est utilisé pour donner une jolie couleur jaune, surtout si on a prévu de servir le céleri (blanc) avec du riz (blanc). L'huile de sésame se marie très bien avec les légumes racines.

◆ *Champignons de Paris farcis au chèvre frais*

2 gros champignons de Paris par personne
3 fromages de chèvre frais
2 gousses d'ail
Persil
Ciboulette ou herbes de Provence (1 grosse cuillerée à soupe)

Laver les champignons, ôter le trognon et les poser sur une plaque allant au four. Écraser le fromage et le mélanger avec les herbes finement ciselées et l'ail écrasé. En farcir les champignons et cuire au four préchauffé une dizaine de minutes.

Variante gourmande :

Placer du riz déjà cuit et parfumé de romarin dans des ramequins individuels, faire un puits au milieu, y poser les champignons farcis et cuire au four préchauffé, 30 minutes, th. 160°C. Le jus se dégageant du champignon, mélangé au fondu du fromage va donner un goût exquis au riz !

Conseil santé :

En cas de colites et de ballonnements, on peut se passer de l'ail et augmenter la quantité d'herbes sèches ou fraîches.

◆ *Courgettes à l'aneth*

4 courgettes jaunes ou courgettes de Nice moyennes
2 oignons blancs
1 pincée d'aneth en grains
1 cuillerée à soupe d'huile d'olive
1 cuillerée à soupe d'arrow-root ou kouzu

Cuire à la vapeur les courgettes coupées en rondelles et saupoudrées de grains d'aneth. Faire revenir les oignons émincés dans l'huile d'olive, saler. Préparer une liaison avec l'arrow-root (ou kouzu) et le jus de cuisson des courgettes. Mettre les rondelles de courgettes sur les oignons et mélanger délicatement.

Remarque : on peut bien sûr utiliser des courgettes vertes, mais je ne peux résister au plaisir du mélange des couleurs, telles qu'elles se présentent au marché : le jaune, le blanc de l'oignon et la couleur « pêche-saumon » de la chair de la courgette de Nice.

◆ *Endives braisées à la coriandre*

Endives (1 ou 2 par personne)
Huile d'olive ou autre huile
Jus d'une orange
Jus d'un demi-citron
Une pincée de sucre
1 cuillerée à café de gingembre frais râpé

Retirer la base des endives, les couper en deux dans le sens de la longueur. Chauffer l'huile dans une sauteuse, faire dorer les endives des deux côtés, les couvrir de jus de citron et d'orange, parsemer de graines de coriandre, couvrir et laisser mijoter.

Variante gourmande :

Cuire les endives à la vapeur, les placer dans un plat à gratin, arroser des jus, saupoudrer de gingembre. Faire chauffer l'huile d'olive, y faire griller les graines de coriandre et verser sur les endives. Passer sous le gril pour obtenir une belle couleur dorée.

Dans l'assiette :

Servir avec du millet grillé, du kacha (sarrasin grillé) ou dans une crêpe de sarrasin.

Remarque : l'endive est laxative, digeste, elle régule le flux biliaire et elle est riche en calcium. Son goût amer est accentué par une immersion dans l'eau froide, il faut donc la rincer rapidement. Pour garder sa blancheur, l'arroser de jus de citron avant de la cuire à la vapeur.

◆ Galette de pommes de terre

1 kg de pommes de terre
3 oignons moyens
3 œufs
3 gousses d'ail
Coriandre fraîche : 3 branches ou plus
3 cuillerées à soupe de Maïzena
Sel
Poivre
Huile

Cuire les pommes de terre avec leur peau. Il faut qu'elles soient bien cuites mais pas fondues. Les laisser refroidir et les éplucher. Les râper à la grosse râpe ou les couper en lamelles, puis les écraser à la fourchette. Émincer et faire revenir les oignons. Ciseler la coriandre et écraser l'ail. Mélanger les pommes de terre, les oignons, la coriandre ciselée, l'ail écrasé, les œufs, le sel, le poivre et la Maïzena. Chauffer l'huile. Y déposer une cuillère de la préparation en aplatissant. Encore mieux, former avec les mains une galette d'un centimètre d'épaisseur. Si la pâte est trop molle, rouler la galette dans de la farine. Laisser roussir à feu vif d'un côté et de l'autre puis continuer la cuisson sur feu plus doux en retournant la galette plusieurs fois.

Variante gourmande :

Il est possible de remplacer la coriandre fraîche par des graines moulues ou toute autre herbe selon son goût (persil, ciboulette…).

Remarque : cette recette est commode pour transformer un reste de pommes de terre déjà cuites. On peut faire la même galette avec des pommes de terres crues râpées.

◆ Poêlée de tofu fumé et haricots verts

250 g de tofu fumé
Une bonne poignée d'haricots verts
3 petites carottes
1 cuillerée à soupe d'huile au choix
tamari
Estragon frais ou sec (deux pincées)

Couper le tofu en dés d'un centimètre, les carottes en bâtonnets fins, les haricots effilés en petits morceaux d'un centimètre. Chauffer l'huile et y faire sauter les haricots et les carottes ensemble (5 minutes) en remuant souvent. Ajouter le tofu, un demi-verre d'eau, l'estragon, le tamari. Couvrir et laisser cuire à feu doux (15 minutes environ) : les légumes doivent garder leur craquant.

◆ Potimarron au four

1 potimarron moyen
2 petites betteraves crues
Huile

Épépiner le potimarron et le couper en tranches en forme de demi-lunes d'un centimètre d'épaisseur. Éplucher et couper les betteraves par moitiés puis en tranches fines de 3 mm d'épaisseur. Huiler un plat allant au four (de préférence un plat en terre). Disposer les tranches de légumes en alternant. Couvrir le plat avec un autre plat, un couvercle ou à défaut avec du papier aluminium. Mettre au four préchauffé et cuire à feu doux (th. 180°C) 40 minutes ou plus.

Dans l'assiette : *servir avec des crudités et une crème de céréales.*

Remarque : c'est une manière très agréable de consommer le potimarron qui, grâce à cette cuisson prolongée au four, laisse s'épanouir son goût de châtaigne. La betterave est là pour le contraste de couleurs… et c'est une occasion de la faire goûter aussi de cette manière…

◆ Ragoût de tofu et algues iziki

250 g de tofu
3 petites carottes
Une petite poignée d'algues iziki
½ cuillerée à soupe d'huile au choix
1 cuillerée à soupe de tamari (ou shoyou)
2 cuillerées à soupe d'arrow-root (ou kouzu)

Faire tremper les algues immergées dans deux verres d'eau fraîche pendant 15 minutes. Couper le tofu en dés de deux centimètres et les carottes en bâtonnets. Retirer les algues, les égoutter et garder l'eau de trempage. Faire sauter les carottes et les algues dans une huile bien chaude (5 minutes). Délayer deux cuillerées à soupe d'arrow-root (ou encore mieux du kouzu) dans l'eau de trempage des algues, verser sur la préparation et continuer à cuire jusqu'à épaississement. Assaisonner avec du tamari ou du shoyou.

Les desserts

◆ *Clafouti d'hiver aux poires (sans sucre)*

Une douzaine de pruneaux
3 poires bien mûres
50 g de flocons d'avoine
50 g de semoule de blé fine
50 g de farine de maïs
1 bol (1 dl) de lait de riz
50 g d'amandes grillées
2 cuillerées à soupe de sirop de riz
Vanille
Cannelle
Sel
Huile de sesame

Faire gonfler les pruneaux dans 2 dl d'eau chaude avec 5 cm de gousse de vanille. Au bout de 15 minutes, ôter les pruneaux et la gousse de vanille et garder l'eau de trempage dans laquelle on ajoute le sirop de riz. Mélanger les flocons d'avoine avec la semoule de blé, la farine de maïs, la cannelle et une pincée de sel. Humecter avec le jus de trempage des pruneaux et le lait de riz. Éplucher les poires, les épépiner, les couper en quatre puis chaque quartier en deux tranches. Bien chauffer une poêle à fond épais, verser un peu de l'huile de sésame et faire revenir les tranches de poires en les manipulant délicatement et de manière à ce que elles soient grillées des deux côtés. Dénoyauter les pruneaux. Garnir d'amandes grillées le fond d'un plat à four. Y ranger les morceaux de poires et les pruneaux. Verser le mélange de flocons et de farines. Cuire une heure au four (th. 180°C).

◆ *Douceur au riz safrané et au coulis de fruits rouges*

1 verre de riz rond blanc
2 cuillerées à soupe d'huile de sésame
1 cuillerée à café de fenugrec en grains
2 cuillerées à soupe de sucre de canne
1 pincée de safran
Coulis de fruits rouges au choix

Laver le riz et le fenugrec et les faire tremper séparément dans l'eau froide. Chauffer l'huile, ajouter le fenugrec, remuer et ajouter le riz. Faire blondir le riz et le fenugrec ensemble. Couvrir avec trois volumes d'eau froide puis incorporer le sucre et le safran. Laisser cuire doucement avec un couvercle jusqu'à l'absorption complète de l'eau. Éteindre le feu et laisser gonfler à couvert encore une dizaine de minutes. Le riz doit être très moelleux. Servir chaud ou froid, selon la saison.

Dans l'assiette : *faire une boule à l'aide d'un ramequin ou avec les mains, poser sur un lit de coulis de fruits rouges… Un très beau contraste de couleurs : le jaune et le rouge ! Saupoudrer éventuellement de noix de coco râpée.*

Conseil santé :
En cas de constipation, servir avec une compote de rhubarbe ou de pomme.

◆ *Gâteau au yaourt et aux trois farines*

1 pot de yaourt de soja nature
1 pot de yaourt de crème de riz (farine cuite)
1 pot de yaourt de crème d'avoine (farine cuite)
1 pot de yaourt de crème de soja (farine cuite)
100 g de margarine végétale
1 sachet de levure
3 œufs
2 cuillerées à soupe de sirop d'agave

Mélanger dans l'ordre : yaourt de soja et sirop d'agave. Puis les farines et la levure. Puis la margarine ramollie dans le bain-marie. Puis les œufs entiers. Verser l'ensemble dans un plat rectangulaire et cuire au four, th. 180°C, 25 minutes.

Remarque : distinguer farines (crues) et crèmes (farine cuites) qui demandent moins de temps de cuisson. Celle d'avoine et de soja sont des crèmes douces et permettent de diminuer le sucre dans les desserts.

Variante gourmande :
On peut utiliser un « yaourt de soja aux fruits ». Dans ce cas, la préparation étant déjà sucrée, on peut se passer de sirop d'agave.

◆ *Gâteau aux pommes et au « carouba »**

100 g de farine de petit épeautre
4 œufs
3 petites pommes douces
2 cuillerées à soupe de carouba*
50 g d'huile de tournesol
½ sachet de poudre levante
2 pincées de réglisse broyée
1 pincée de sel

Éplucher les pommes, les couper en petits morceaux et les cuire à la vapeur en ajoutant une grosse pincée de réglisse dans l'eau de cuisson. Battre les œufs, ajouter l'huile, la poudre levante, le sel, le « Carouba » puis la farine. Égoutter les pommes. Verser quatre cuillerées à soupe de jus de cuisson dans la pâte que l'on mélange aux pommes. Cuire au four, th. 180°C, durant 30 minutes. Test du couteau. *« carouba » est une pâte faite avec des noisettes, de l'huile de palme, de la mélasse de caroube et du pur suc de canne.

◆ *Halwa à l'anis vert*

1 verre de semoule fine de blé
1 poignée de raisins secs
1 pomme douce
2 cuillerées à café de cannelle
4 cuillerées à soupe de sésame grillé
2 cuillerées à soupe de miel
1 cuillerée à café de grains d'anis vert

Faire bouillir l'anis 3 minutes dans trois tasses d'eau. Filtrer. Réserver la décoction. Faire gonfler les raisins dans une tasse d'eau chaude légèrement salée pendant ¼ d'heure. Retirer. Peler la pomme, la couper en quartiers puis en fines lamelles. Dans une casserole, faire griller la semoule à sec jusqu'à obtention d'une couleur beige foncé et d'une agréable odeur de grillé. Retirer la casserole du feu, ajouter l'infusion à l'anis dans la semoule et bien mélanger pour éviter les grumeaux. Incorporer les raisins secs, la pomme découpée en fines lamelles, la cannelle, le miel, une pincée de sel. Remettre sur le feu et cuire à feu doux 5 à 6 minutes en remuant bien. Arrêter le feu, couvrir et laisser reposer 10 minutes. Huiler un plat rond et peu profond qui servira de moule (une assiette à soupe par exemple). Garnir le fond du plat avec le sésame grillé et y verser la semoule. Laisser refroidir et renverser sur un joli plat rond. Le sésame est maintenant à la surface.

Variante gourmande :

Incorporer des amandes effilées et grillées.

◆ *Pommes au four au tahin et au miel*

1 pomme par personne (golden, reinette)
1 cuillerée à café de tahin complet
1 cuillerée à café de miel

Évider les pommes. Avec la pointe d'un couteau, inciser la pomme de chaque côté de deux traits horizontaux de 2 cm de long (ceci pour que la peau n'éclate pas pendant la cuisson). Mélanger le tahin et le miel, fourrer le cœur des pommes avant de les disposer sur un plat légèrement huilé. Cuire au four, th. 180°C, 30 à 40 minutes. Recueillir éventuellement le jus rendu en cours de cuisson et en napper les pommes. Servir tiède.

◆ *Soufflé au yaourt de soja et au coulis d'abricots*

4 pots de yaourt de soja nature
4 blancs d'œuf
100 g de coulis d'abricots
1 cuillerée à soupe de Maïzena
Zeste d'un demi-citron
1 pincée sel.

Mélanger délicatement les yaourts de soja, le coulis (en réserver deux cuillerées à soupe pour la décoration), le zeste de citron et la Maïzena. Monter les blancs en neige ferme et les incorporer délicatement (réserver les jaunes pour une autre préparation). Verser dans des ramequins individuels et cuire 20 minutes à 180°C dans le four préchauffé. Servir tiède ou froid avec une touche de coulis d'abricots sur le dessus.

Variante gourmande :

On peut utiliser d'autres coulis : framboise, fraise, mûres, sureau… ou un yaourt au fruit. Remarque : on trouve maintenant de la Maïzena biologique garantie sans OGM. On peut s'en passer dans cette recette, mais alors il faut ajouter deux autres blancs d'œuf.

◆ *Soupe aux pêches*

6 pêches jaunes
4 pêches blanches
2 cuillerées à soupe de miel
½ cuillerée à soupe de cannelle
Une dizaines de feuilles de menthe fraîche
Jus d'une orange

Peler les pêches jaunes et les couper en quartiers. Les mixer avec le miel, la cannelle et le jus d'orange. Verser dans un saladier et incorporer les feuilles de menthe entières. Peler les pêches blanches et les couper en quartiers, puis encore chaque quartier en trois. Incorporer dans la soupe. Mettre au frais deux heures avant de servir.

u *Tarte à la courge (Nouvé ou panaï en provençal)*

La pâte :

12 cuillerées à soupe d'huile d'olive
12 cuillerées à soupe d'eau
250 g de farine (au moins)
1 pincée de sel
Huile pour graisser le moule

La garniture :

1 bonne tranche de courge jaune
8 cuillerées à soupe de miel de lavande
8 cuillerées à soupe de poudre d'amandes

Préparer la courge la veille. L'éplucher, la cuire à la vapeur et la laisser égoutter au chinois toute la nuit. Garder douze cuillerées à soupe d'eau de cuisson pour la pâte. Mélanger l'huile, l'eau, la farine et le sel afin d'obtenir une pâte souple. L'étendre au rouleau et l'étaler dans le moule graissé (moule à tarte de 30 cm de diamètre). Réserver une petite quantité de pâte pour faire les croisillons. Préchauffer le four à th. 180°C, y mettre le fond de tarte recouvert d'haricots secs ou de pois chiches afin que la pâte ne gonfle pas. Monter le thermostat à 200°C et laisser cuire 5 minutes. Mélanger le miel, la poudre d'amandes et la pulpe de courge bien égouttée et grossièrement écrasée à la fourchette. Faire tiédir le tout. Étaler le mélange sur la pâte précuite. Faire des croisillons avec la pâte réservée. Mettre à cuire 25 à 30 minutes au four, th. 180°C. Cette recette m'a été donnée par Jeanne, gardienne des traditions de notre village.

Les boissons

◆ *Tisane apaisante*

Mettre à chauffer un litre d'eau la plus pure possible. Éteindre le feu lorsqu'elle frémit (juste avant l'ébullition). Ajouter deux pincées de chaque plante : lavande, tilleul, marjolaine, mauve... Couvrir. Laisser infuser 5 à 8 minutes. Boire bien chaud, si possible sans édulcorants. Boire deux tasses par jour.

◆ *Thé de riz grillé*

Pour nettoyer les intestins et les organes :

3 cuillerées à soupe de riz complet
10 cm d'algue Kombu

La préparation :

Faire griller le riz à sec. Mettre à chauffer un litre d'eau avec le morceau d'algue kombu. Verser le riz et faire cuire à feu doux pendant une demi-heure. Filtrer. Conserver le riz pour un plat. Boire le liquide chaud tel quel ou assaisonné d'une petite quantité de shoyou.

◆ *Thé de trois ans*

Le thé de trois ans ou bancha est un thé très doux, non excitant. Il en existe en feuilles (bancha) et en brindilles (kukicha). Faire chauffer à sec une pincée de thé par tasse, ajouter l'eau et porter à ébullition pendant 3 à 4 minutes. Laisser infuser encore quelques minutes avant de servir. Les brindilles doivent bouillir une dizaine de minutes et peuvent être réutilisées.

◆ *Thé vert*

Le thé vert, de nature fraîche, est celui qui parmi tous les thés, possède le plus fort pouvoir hydratant. Il favorise la production des liquides organiques, élimine les toxines et déchets stockés dans l'organisme, permet de dissoudre et d'éliminer les matières grasses. Il favorise la miction, il lubrifie le gros intestin facilitant par-là l'évacuation des selles. Ne pas inonder l'organisme de liquides : prendre plusieurs fois par jour une petite tasse d'un thé tiède. Voir le chapitre « Le thé, élixir de jouvence » dans le livre de Jean Pélissier : « Secrets de centenaires », auto-éditeur, 4 rue Martigny, 13008 Marseille 1995.

Préparation traditionnelle :

Utiliser une eau la plus pure possible. Porter l'eau à ébullition. Arrêter dès qu'elle frémit. Rincer la théière avec un peu de cette eau. Poser au fond de la théière une pincée de thé par personne. Verser l'eau. Attendre deux minutes avant de servir ce premier thé léger et parfumé. Refaire frémir une nouvelle eau et la verser dans la théière. Attendre 1 à 2 minutes. Servir cette seconde infusion qui, à présent, a un vrai goût de thé. Recommencer pour une troisième infusion avec toujours le même thé. Le tanin se développe, le goût devient un peu âcre. C'est maintenant qu'agissent vraiment les qualités médicinales.

Préparation rapide :

Mettre la quantité voulue du thé au fond d'une théière ou d'une tasse individuelle. Verser l'eau chaude. Couvrir et laisser infuser 4 à 5 minutes. Les feuilles tombent au fond et le thé tiédit. On peut refaire du thé avec les mêmes feuilles trois à quatre fois dans la journée.

Remarque : les feuilles de thé usagées constituent un très bon engrais pour les plantes à fleurs.

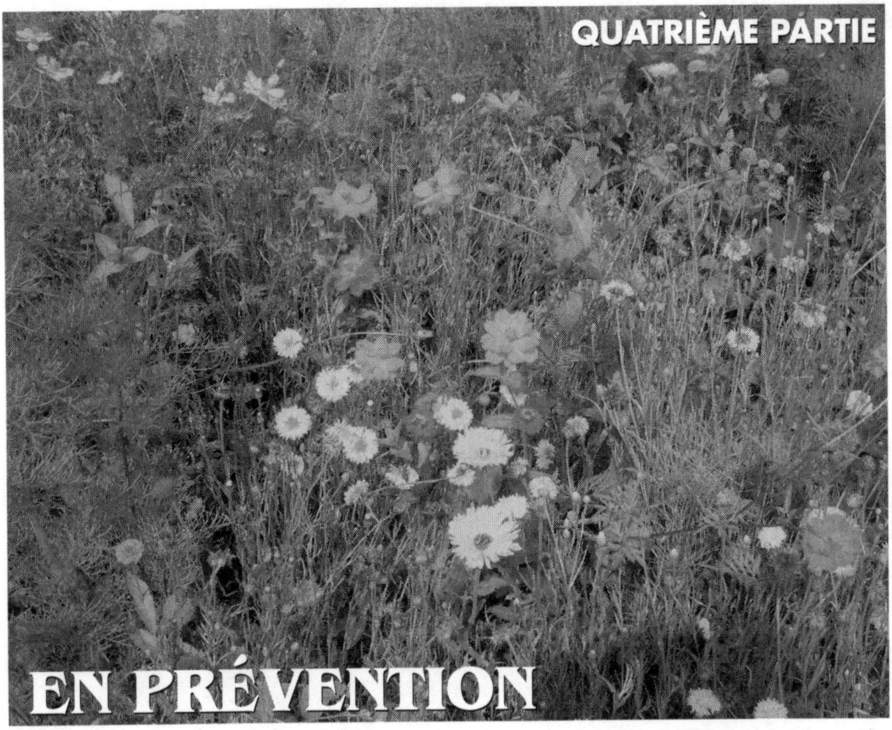

DES ALIMENTS « CONFORT »

Dans les chapitres précédents, vous avez pu découvrir des règles alimentaires ciblées pour améliorer des troubles digestifs. Nous vous proposons dans les pages suivantes des aliments et des modes de préparation à adopter au quotidien qui agissent de façon globale sur l'organisme et le système digestif.

Les basiques

◆ *Le miso*

Le miso est une pâte salée à base de soja, de riz complet ou d'orge obtenue par une lente fermentation de un à trois ans dans des tonneaux en bois. Le miso apporte des acides aminés qui complètent et équilibrent les céréales et permettent une meilleure assimilation et utilisation des protéines végétales. Il apporte aussi une flore bactérienne riche en enzymes, produite lors de la lacto-fermentation, qui entretient la flore intestinale en bon état. C'est aussi une importante source de vitamine B12. Le miso vient de la tradition ancestrale japonaise où on recommande un bol de soupe de miso au petit déjeuner pour débuter la journée avec une bonne capacité de digestion et pour mieux profiter des aliments des repas suivants.

De nos jours, le miso, comme le tamari et le shoyou, est devenu un ingrédient de base d'une alimentation moderne, saine et équilibrée. On trouve depuis quelque temps un miso de riz à pâte très douce, peu salée qui peut être utilisée sans le diluer (à tartiner directement sur du pain) : le shiro miso.

◆ *Le tamari*

C'est une sauce de fèves de soja et de sel fermenté dans des tonneaux en bois pendant dix-huit mois. Une lacto-fermentation, comme le miso, qui est, elle aussi riche en acides aminés, en enzymes utiles pour le bon fonctionnement de la flore bactérienne et en vitamine B12. Elle sert à préparer les sauces qui accompagnent les fritures et les vinaigrettes et à assaisonner les potages, tofu, etc.

◆ *Le shoyou*

Le shoyou est une fermentation de soja et de blé. Plus doux et moins salé que le tamari, il relève le goût des aliments sans le masquer. C'est un assaisonnement simple d'utilisation et sain. Il aromatise les bouillons, les sauces, les vinaigrettes. Il faut veiller à ne pas abuser de son bon goût car il est très concentré en sel (18%) ainsi que le tamari. Miso, tamari et shoyou se trouvent dans les magasins biologiques. La sauce de soja qu'on achète dans les supermarchés et les épiceries chinoises est une fermentation chimique rapide (7 à 21 jours) avec rajout de glutamate, colorants, riz et soja transgénique… qu'on se le dise !

◆ *Les prunes umebosis*

D'origine japonaise également, ce sont des prunes cueillies avant maturité et macérées dans le sel pendant de nombreux mois, voire années. Il s'agit donc d'une lacto-fementation. Cela permet l'intime combinaison d'une forte salinité et d'une forte acidité qui en fait un stimulant des fonctions digestives (notamment hépatiques et intestinales), à utiliser avec modération.

Au Japon, elles sont utilisées à la fois comme condiment, comme moyens de conservation et comme remède. Quand ils partent en voyage, les Japonais emportent des boulettes farcies d'une prune umebosis ce qui permet au riz de se conserver pendant plusieurs jours, même par les plus fortes chaleurs. Les umebosis sont également utilisées comme remède contre les maux d'estomac et de ventre, les diarrhées, les maux de tête. On peut utiliser les umebosis comme condiment dans les sauces et les courts-bouillons.

◆ *L'arrow-root*

L'arrow-root est une fécule extraite du rhizome de marante, plante cultivée dans les régions tropicales. Facile à digérer, elle est connue en général pour son utilisation dans la préparation de bouillies légères pour les nourrissons, et surtout comme liant pour les potages, les sauces et les desserts. C'est un bon régénérateur de la flore intestinale ; il est couramment utilisé en pharmacie. D'un fort pouvoir gonflant et contenant du calcium, il est commode à utiliser pour les personnes ne tolerant pas les œufs. Comme liant, l'arrow-root permet de fabriquer d'excellentes sauces : une cuillerée à soupe remplace un œuf.

Recette de base de l'arrow-root :

Délayer de l'arrow-root dans un peu d'eau froide. Le verser dans un autre liquide chaud (bouillon de légumes, jus de fruits, etc.). Cuire à feux doux, en remuant constamment, jusqu'à épaississement.

◆ *Le kouzu*

Le kouzu est une fécule extraite d'une racine sauvage très vivace. Il a des propriétés semblables à l'arrow-root (régénérant de la flore intestinale) mais beaucoup plus fortes. C'est un vrai médicament de l'intestin. Son coût étant bien plus élevé, on peut réserver son utilisation aux cas de crises aiguës, pendant 2 à 3 jours pour rétablir l'équilibre des intestins.

Préparation et utilisation :

Comme l'arrow-root. Voir aussi l'utilisation de kouzu comme remède en « boissons ». L'arrow-root et le kouzu ont également la propriété de neutraliser en partie l'acidité.

◆ *Le gomasio*

Condiment fait avec du sésame complet grillé et du sel.

Le sésame est particulièrement riche en protéines (22%) contenant tous les acides aminés, en vitamine E et en sels minéraux : calcium, silice, fer et manganèse. La graine entière est difficile à faire désintégrer par les sucs digestifs. Elle doit être cassée au moins en trois. D'ou l'intérêt du gomasio et du tahin.

◆ *Le vinaigre*

On prendra de préférence les vinaigres les plus doux comme le vinaigre de cidre ou encore le vinaigre de riz qui est particulièrement doux. Le vinaigre d'umebosis est très intéressant pour sa faible teneur en acidité (2,6) et sa jolie couleur rouge. C'est en fait le jus recueilli pendant la lacto-fermentation des prunes umebosis. Très salé, il faut alors éviter l'adjonction de sel.

Les céréales régulatrices

Pour que notre nourriture soit saine, elle doit être vivante, c'est-à-dire aussi fraîche et aussi peu transformée que possible. Aussi, il s'agira d'utiliser, le plus souvent, les céréales sous forme de grains entiers, plutôt que transformées (la farine, les pâtes). Les céréales complètes sont riches en fibres, donc bonnes, si on a tendance à la constipation. En cas de prédisposition aux colites ou aux ballonnements, il est préférable d'utiliser les demi-complètes et/ou mondées. Lorsqu'on digère mal une céréale, plutôt que de l'éliminer, chercher plutôt la cause qui est souvent un trop grand mélange d'ingrédients, une mastication insuffisante, une trop grande quantité. Il suffit de 40 g poids sec par personne.

Par ailleurs, une céréale n'est digeste que lorsqu'elle est bien cuite et bien mastiquée. Quelques règles de base pour une bonne assimilation des céréales :

- Un trempage avant cuisson
- Une cuisson douce et prolongée
- Éviter de les associer aux produits animaux
- Une mastication correcte (au moins une quinzaine de fois chaque bouchée, une trentaine c'est encore mieux).

1/ Le temps de trempage peut aller de deux à plusieurs heures… ou encore mieux, toute la nuit, (il faut alors jeter l'eau de trempage). Pour la plupart des céréales, la germination du grain commence au bout de deux heures. On profite alors de l'énergie formidable d'une nouvelle vie… préservée par une cuisson à la vapeur !

2/ Varier les cuissons : à l'étouffée, à la vapeur, au four, en les grillant à sec avant cuisson (quelle merveilleuse odeur de noisettes que le riz grillé !).

3/ Varier les céréales selon les saisons : avoine, très réchauffant en hiver (le porridge aux flocons d'avoine), l'orge, fraîche et douce en été, le riz en toute saison, le sarrasin et le seigle en hiver, le blé et le quinoa, en été. Grains longs et complets, cuisson plus sèche, en hiver ; grains ronds et demi-complets, cuisson plus humide et moelleuse, en été. Consommer de temps à autre les céréales non salées permet de rehausser leur saveur douce.

Remarque : lorsqu'on est fragile de l'intestin, on est aussi souvent sensible au gluten.

Préférer les céréales sans gluten (riz, quinoa, sarrasin, millet) ou en plus faible teneur en gluten (seigle, petit épeautre, kamut). Dans tous les cas, il est préférable d'expérimenter soi-même.

4/ Pourquoi bien mastiquer ?

- La mastication active la production de salive qui amorce la digestion.

- Une grande partie de la digestion se fait déjà dans la bouche. L'insalivation, par les enzymes contenues dans les muqueuses buccales, prépare le bol alimentaire et la mastication le ramollit, le réchauffe et fait descendre dans l'estomac un bol prédigéré. Imaginez l'estomac comme une marmite sur le feu. Si on y jette des gros morceaux froids, le feu de digestion (énergie du rein) doit augmenter et la cuisson (digestion) est prolongée d'autant.

◆ *Le riz*

Le riz est la céréale la plus facile à digérer et à assimiler. Sa composition chimique est la plus proche du plasma humain. C'est une céréale sans gluten donc adaptée aux personnes sujettes aux allergies. Particulièrement équilibré, facile à assimiler, le riz est recommandé aux sédentaires, aux malades, aux convalescents et aux personnes ayant un tube digestif en mauvais état. La cure de riz, lorsqu'elle n'est pas prolongée trop longtemps, constitue, un peu comme le jeûne, une cure de désintoxication pour l'organisme. Le riz, parmi toutes les céréales est la moins riche en protéines. Pour cela, il est nécessaire de l'accompagner de légumineuses (dans le même repas) si on les tolère, ou encore de protéines sous forme de shoyou, tamari, miso, tofu, comme le font les asiatiques.

De par sa saveur douce et neutre, il est très facile de cuisiner des variétés infinies de plats à partir d'une seule variété de riz… Que dire de quelques dizaines de variétés disponibles chez nous ? Il y a cinquante ans seulement, en Inde, pays d'origine du riz, il existait entre 30 000 et 200 000 variétés. Aujourd'hui on parle de 160 variétés…

◆ *Le millet*

Le millet est riche en magnésium, en silice, en fer, en manganèse et en vitamines A et B. Il est moins encrassant que le blé, il est dépourvu de gluten, donc conseillé à ceux qui y sont allergiques, il est aussi moins échauffant que l'avoine, facile à digérer et vite cuit. On le consomme presque toujours en grains, mais il existe depuis quelque temps en flocons, en crème précuite, ce qui facilite son usage dans les soupes, les sauces et les desserts.

◆ *Le sarrasin*

Il est très riche en matières minérales et particulièrement en magnésium. On le mange soit en farine, mais attention à la quantité (risque de constipation), soit en grains, généralement grillés : c'est le kacha, mode de consommation traditionnelle en Russie et dans toute l'Europe de l'Est.

Idée gourmande : *en apéritif, des grains de sarrasin grillés sont tellement plus nutritifs que les chips et les cacahuètes !*

◆ *Le seigle*

Énergétique et constructeur de la cellule. Ses fibres, constituées de son et de mucilages, protègent les intestins et sont un laxatif doux. Le seigle est utilisé essentiellement sous forme de pain, mais le grain est délicieux. Il se cuit comme le riz complet. Par ailleurs, ne pas oublier de le compter parmi les graines à faire germer.

◆ *Le quinoa*

Parmi toutes les céréales, le quinoa est la plus riche en protéines, en acides aminés et en sels minéraux. Sa cuisson est très rapide (10 à 15 minutes) et son utilisation facile : comme le riz, il s'ajoute aux soupes et entre dans la composition des desserts (sous forme de farine, crème précuite, grains soufflés). Hélas, le quinoa, notamment associé aux oignons, provoque des ballonnements chez certaines personnes. Il existe depuis quelque temps sur le marché un quinoa rouge, apparemment plus digeste.

Les aliments lacto-fermentés pour la flore intestinale

La vie moderne avec ses excès (trop de stress, trop de médicaments, alimentation trop raffinée, – absence de fibres –, dévitalisée, trop riche en sucre) génère une acidification du milieu bactérien dans les intestins avec pour résultat la destruction de la flore intestinale et les pathologies qui s'ensuivent. Les aliments lacto-fermentés, par leur richesse en acide lactique, permettent de rectifier l'acidité (le PH) et d'obtenir ainsi une régénération rapide de la flore intestinale. Les aliments fermentés sont très digestes (la fermentation prédigère les céréales, les légumineuses et le lait). Ils sont enrichis en éléments nutritifs, notamment en vitamines C et du groupe B, ainsi qu'en protéines et en acides aminés essentiels. Ils aident également à la fabrication des substances antibiotiques. Les plus connues des fermentations sont le pain au levain, la choucroute, les olives. Aujourd'hui, on peut trouver dans les magasins de produits naturels et bio toute une gamme de légumes (poireaux, betteraves, choux, céleri, carottes, prunes umebosis) et des jus de légumes lacto-fermentés : betteraves, carottes, mélange de légumes, jus de choucroute.

Comment les utiliser ?

Plutôt crus, en petite quantités, deux bouchées suffisent au début du repas pour amorcer la digestion, en accompagnement des céréales, quand on a au menu des mets bien cuits et qui, de ce fait, sont nécessairement un peu dévitalisées. Pour redonner des éléments vivants, l'on peut consommer ces légumes comme toute autre salade, avec ou sans huile.

On peut aussi les mélanger à d'autres légumes, crus, décrudés ou cuits (pommes de terres) : on obtient d'intéressantes salades rapides et faciles car aucun assaisonnement n'est nécessaire : ni sel, ni vinaigrette, ni autre condiment.

Cuits : essentiellement le chou, la fameuse choucroute (très digeste sans le trop de charcuterie !) à varier à l'infini ! Voir la recette de choucroute végétarienne p. 85

En jus : un petit verre par jour au début d'un repas, sans rien, ou avec – la tradition apéro oblige ! – un peu de sel de céleri, du poivre, de thym, etc.dans les soupes, en fin de cuisson, pour donner de la fraîcheur, de l'acidité, de la vie, et la belle couleur. de la betterave, par exemple, comme assaisonnement pour salades

Mon expérience :

Fabriquer ses propres légumes lacto-fermentés, participer à la transformation de la vie, à la bonification est une expérience d'émerveillement, surtout... quand on obtient le résultat : une saveur acide et douce à la fois, un petit pétillant rafraîchissant, une odeur agréable ! Pour cela, il faut certaines conditions : une bonne eau, un lieu à température constante et modérée, une présence à cette vie bouillonnante en cours de transformation. Mais cela n'est pas toujours facile : le rythme de vie citadine, dans un logement surchauffé, une eau trop chlorée, etc. Il faut aussi se renseigner sur la nuisance (autres que l'odeur !) d'une fermentation mal faite...

Je ne souhaite décourager personne, mais attirer l'attention sur le fait qu'il est aussi facile de réussir que de rater, mais que pour réussir, il faut des conditions, de la persévérance... et du respect pour « élever » cette matière vivante !

Ma solution

1/ Des pickles toujours disponibles, faciles et rapides.

J'utilise un ustensile (un bol) en plastique, avec au milieu, un disque et une pièce qui fonctionne comme une vis et qui permet d'ajuster la pression du disque sur les légumes. Ainsi, j'y place tous mes petits restes de légumes, découpés en lamelles, seuls ou mélangés, je saupoudre d'un peu de sel et de graines aromatiques (aneth, moutarde, cumin, etc.), j'ajuste la vis... C'est prêt au bout de quelques heures pour les légumes les plus aqueux et deux à trois jours pour les plus denses. Je recueille le peu de précieux jus et le propose à mes convives dans des tout petits verres à liqueur, au début de repas, comme apéritif et digestif à la fois ! L'ustensile s'achète dans les magasins de produits bio, diététiques et macrobiotiques.

2/ Pickles au miso

Il s'agit simplement d'immerger les légumes dans le miso de son choix. Celui-ci étant déjà salé et lacto-fermenté, il va rapidement transformer les légumes en pickels parfumés et savoureux.

Comment procéder : Tous les légumes racines s'y prêtent bien. Les laver soigneusement (ne pas éplucher quand ce n'est pas nécessaire). Les couper en lamelles ou en bâtonnets. Bien mélanger avec un miso de votre choix. Mettre dans un bocal bien fermé et garder au frais ou dans le frigo. Le céleri-rave ainsi préparé est un vrai régal ! On peut aussi conserver ainsi le zeste d'orange et de citron.

Les épices pour l'équilibre

J'ai choisi ici les épices ayant une action favorable pour le rétablissement et/ou le maintien du bon équilibre des intestins. La liste n'est pas exhaustive. Ne sont mentionnées que celles dont j'ai l'habitude d'utiliser.

◆ *Aneth*

Efficace contre les flatulences. Le grain a un goût plus fort et plus amer que les feuilles. Au Moyen-Orient, on l'utilise beaucoup pour parfumer les légumes, les gâteaux et les bonbons.

◆ *Anis étoilé (ou badiane)*

Apaise les douleurs intestinales, facilite la digestion, combat les pertes d'appétit. Il est préférable de garder l'étoile entière. Moulue, elle perd très vite son arôme.

◆ *Anis Vert*

Graine au parfum doux et au fort goût de réglisse légèrement sucré. Fortifie l'estomac, régule la circulation de l'énergie, facilite la digestion et soulage les flatulences.

◆ *Cannelle*

Les huiles essentielles contenues dans la cannelle (eugénol, aldéhyde cinnanique) ont des effets anti-bactériens au niveau intestinal. Cette épice peut ainsi contribuer à limiter les fermentations intestinales dues aux « mauvaises » bactéries.

◆ *Cardamome*

Favorise la digestion, soulage les flatulences et les maux d'estomac, neutralise la caféine (voir la tradition du café à la cardamome au Moyen-Orient), bonne contre le ballonnement abdominal (une cuillerée à café de poudre dans un bol d'eau bouillante, en boire deux à trois bols par jour). Excellent antiseptique. Mâchée, elle purifie l'haleine.

◆ *Carvi (ou cumin des prés)*

Ses propriétés sont semblables à celles du cumin, mais son goût étant plus fort, il ne peut pas être substitué à celui-ci dans les préparations. Apéritif, digestif, favorise l'élimination des spasmes et des gaz. Le carvi est utilisé pour les préparations de fromages fermentés, de biscuits salés, de légumes (le chou en particulier).

◆ *Coriandre*

Facilite la digestion, bonne en cas de ballonnements et de constipation. Les effets thérapeutiques sont obtenus en decoction (½ cuillerée à café de graines pour un bol d'eau).

◆ *Cumin*

Régularise la digestion, stimule l'appétit, bon en cas de ballonnements et de diarrhée. Il est souvent utilisé avec les légumineuses et les choux pour diminuer les éventuels effets de flatulences. Arôme fort, au goût amer et piquant. Grillé, il perd son piquant et libère un arôme de noisette. Mélangé à de la coriandre, il perd de l'amertume. Le cumin noir est plus doux. En décoction : ½ cuillerée à café de grains pour un grand bol d'eau, réduire de moitié à feu doux, à boire deux fois par jour.

◆ *Curcuma*

Anti-inflammatoire et antiseptique, carminatif. On l'appelle le safran du « pauvre ». Sa couleur jaune, magnifique, permet de colorer les desserts, les riz et même les légumes, mais, étant de goût amer, attention à la quantité.

◆ *Estragon*

Très efficace pour chasser les gaz et les fermentations.

◆ *Fenouil (graines)*

Stimulant digestif, diminue les ballonnements, fortifie l'estomac. Il est aussi riche en vitamines A, B, C. Mâché, il parfume l'haleine et stimule la digestion. Favorise la montée de lait.

◆ *Fenugrec*

Émollient, laxatif, tonique. Il constitue un grande source de vitamines et sels minéraux lorsqu'il est germé. Saveur amère, parfum suave de céleri. Il est utilisé pour fabriquer les pains et les pâtisseries. Bonne alliance avec les légumes, notamment les légumes racines doux comme les carottes.

◆ *Gingembre*

Réchauffant, stimulant digestif, tonique général, active la circulation, neutralise les toxines. Bon en cas de vomissement, diarrhée, douleur et froid au ventre.

◆ *Macis ou la fleur de muscade*

C'est un tégument ligneux qui recouvre la noix muscade. Plus doux et plus parfumé que la noix. Bon en cas de ballonnements.

◆ *Nigelle*

Petites graines noires au goût poivré délicatement parfumé de citron. Efficace en cas d'indigestion car elle facilite l'émission de sucs digestifs et intestinaux.

◆ *Poivre*

Stimulant du système digestif.

◆ *Poivre de Sichuan*

Ouvre l'appétit, facilite la digestion. Entre dans la préparation de « cinq-épices ». On l'appelle « La fleur de poivre ». Goût anisé, très parfumé, piquant avec une touche citronnée. Il est encore meilleur grillé.

◆ *Safran*

Facilite la digestion, soigne les flatulences, évite les ballonnements, active la circulation et dissipe les stagnations de sang et d'énergie. Le safran est déconseillé pendant la grossesse.

◆ *Sumac*

Le sumac soigne les fièvres et les troubles d'ordre digestif. Poudre rouge foncé, au goût nettement acidulé, et au délicat parfum citronné. Le sumac est utilisé en remplacement de citron et de vinaigre mais aussi pour égayer les plats de sa jolie couleur. On peut tout simplement en saupoudrer les légumes et les crudités.

Deux tisanes digestives

1/ Infusion d'anis, basilic, menthe et sarriette

Une pincée de chaque dans un litre d'eau bouillante.
Couvrir. Laisser infuser.
À prendre le soir.

2/ Infusion de feuilles de céleri

Une poignée de feuilles fraîches ou sèches pour un litre d'eau.
Prendre trois à quatre tasses par jour.

La pomme protectrice

La pomme, comme le riz, a une place centrale dans une alimentation protectrice pour les intestins. Grâce à sa propriété de désintoxiquant, dépuratif et régénérant de tissus, elle est recommandée pour les cures (comme le raisin et le riz complet). Elle normalise les fonctions intestinales, et de ce fait, elle est aussi efficace contre la diarrhée que contre la constipation. « Comme dépuratif : une pomme crue chaque matin » (J. Valnet). « Comme laxatif, une pomme crue chaque soir » (J. Valnet). « Contre les diarrhées infantiles : fruit râpé cru » (J. Valnet).

Il est préférable de consommer la pomme, comme tous les autres fruits, loin des repas et de bien la mastiquer si on veut éviter des flatulences. Si les pommes sont biologiques, on peut les consommer avec leur peau. Les épluchures peuvent êtres séchées et utilisées en tisanes, très parfumées ! Une pincée de sel dans les compotes soulignera le goût sucré du fruit. Sinon, ajouter du miel, des raisins secs lavés, qui, doivent cuire avec les pommes. On peut aussi cuire les pommes dans une décoction de réglisse. Les pommes mûres cuisent plus rapidement que les pommes douces.

Utilisations

Pour qu'elles agissent comme le médicament de l'intestin, les pommes doivent être consommées le plus souvent possible, crues, en jus ou en préparations simples (compotes, purée ou cuites au four). À part de nombreuses utilisations en dessert, on peut les intégrer aux salades (avec les endives, le céleri, les chicorées, les choux, les carottes...), mais aussi dans les plats chauds (choux, tagines, etc.).

Mes recettes

◆ *Pommes râpées*

Râper une pomme biologique avec sa peau. Ajouter une cuillerée à soupe de miel, le jus d'un citron. Laisser reposer quelques minutes avant de consommer.

Variantes : *ajouter à la préparation précédente deux cuillerées à soupe de flocons d'avoine humectés dans une demi-tasse d'eau et quelques noix râpées, ou une cuillerée à café de purée d'amandes. On peut varier à l'infini les mélanges de flocons (millet, sarrasin, quinoa, etc.) et des purées d'oléagineux.*

◆ *Quelques bons mélanges de jus de pomme*

Jus de pomme, jus de raisin, jus d'orange :
1/3 de chacun et une cuillerée à café de miel.

Jus de pommes 2/3 et jus de citron pressé 1/3.

Jus de pomme 1/2, jus de carotte 1/2.

◆ *Boisson d'hiver aux pommes reinettes*

1 kg de pommes
1 citron
1 pincée de sel

Choisir les pommes reinettes les plus mûres, les laver et, sans les éplucher, ni les épépiner, les découper en minces tranches. Mettre au fond d'un pot en grès avec le zeste de citron et une pincée de sel fin. Verser deux litres d'eau bouillante et maintenir au chaud au coin du feu pendant trois heures. Ajouter au moment de servir un jus de citron. Consommer tiède.

◆ *Compote de pommes*

1 kg de pommes biologiques douces
1 pincé de sel
Zeste d'un demi-citron

Peler les pommes, les couper en quartiers et retirer les pépins et les logettes. Placer dans une casserole, ajouter un demi-litre d'eau froide, une pincée de sel et le zeste de citron. Faire cuire 15 minutes à feu doux. On peut ajouter, dès la fin de la cuisson, une pomme crue coupée en dés minuscules. La compote peut se consommer tiède ou froide.

◆ *Compote de pommes au kouzu*

Épaissir la compote avec du kouzu qui sera dilué dans un peu d'eau froide et versé dans la compote vers la fin de la cuisson. Redonner un bouillon pour aider l'épaississement. (voir page 143 pour l'utilisation du kouzu).

Remarque : cette préparation est un vrai remède en cas de trouble intestinal et de fatigue. On peut en faire une petite cure de 24 h à 72 heures, à consommer à volonté.

◆ *Purée de pommes*

Laver les pommes, et sans les éplucher, les couper en quartiers. Ôter les logettes avec les pépins. Mettre à cuire avec un verre d'eau, une pincée de sel et le zeste d'un demi-citron une vingtaine de minutes, ou plus (le temps de faire fondre la peau). Passer au mixer.

Variantes : on peut jouer avec les parfums en ajoutant des épices comme la cannelle, le gingembre, la cardamome, etc.

Purée de pommes meringuée

800 g de purée de pommes
6 blancs d'œufs
Sucre

Disposer la purée de pommes dans un plat huilé. Le recouvrir de blanc d'œufs préalablement battu en neige bien ferme, saupoudrer de sucre et passer au four pendant un quart d'heure.

◆ *Charlotte aux pommes*

Garnir le fond du plat huilé de croûtons de pain bien dorés au four ou au gril (complet, bis ou blanc, selon le besoin des intestins) et continuer comme pour « la purée meringuée ».

BIBLIOGRAPHIE

Aubert, Claude : ***« Les aliments fermentés traditionnels : une richesse méconnue »***, Éditions Terre Vivante, 1996.

Belou, Claude : ***« Les délices du potager »***, Vie et Santé (77192 Dammarie-lès-Lys Cédex), 2001.

Chen, You-Wa, Dr. : ***« La diététique du yin et du yang »***, Robert Lafont, Réponses Santé, 1995.

Clergeaud, Chantal et Lionel : ***« À la découverte des aliments fermentés, pour dynamiser votre assiette »***, Éditions Danglas, 2005.

Cousin, Jacques-Pascal : ***« Santé et vitalité par l'alimentation vivante »***, Albin Michel, 1996.

Le Breton, Monique : ***« Une assiette et des plantes sauvages »***, B.P. 61, 66500 Prades, 1998.

Magarinos-Rey, Hélène : ***« Cuisinons avec les algues »***, Éditions Équilibres Aujourd'hui, 1991.

Mességué, Maurice : ***« Mon herbier de santé »***, Robert Laffont/Tchou, 1975.

Meunier, Pierre-Henri : « La santé vient en mangeant : précis de diététique chinoise traditionnelle à l'usage de tous », Éditions PHM, 10, rue Marcel Aymé, 39100 Dole, 1997.

Nigelle, Éric : « Pouvoirs merveilleux de la pomme », Éditions Andrillon, 1976.

Ohsawa, Georges : « Le zen macrobiotique ou l'art du rajeunissement et de longévité », Éditions J. Vrin, Librairie Philosophique, 1993 ?

Pélissier, Jean : « Secrets de centenaires », auto-éditeur, 4 rue Martigny, 13008 Marseille, 1995.

Valnet, Jean : « Se soigner par les légumes et les plantes », Éditions Maloine, 1985. L'alimentation macrobiotique : guide pratique selon l'enseignement de Michio et Aveline Kushi, Éditions Ki, 1986.

« ***Guide conseil pour une meilleure alimentation et une meilleure santé*** », Éditions Ki, 43260 Saint-Pierre-Eynac
(ou c/o Celnat, Z. I. de Blavozy, 43700 Saint Germain Laprade).

« ***Les Quatre Saisons*** », Revue bimestrielle, Éditions Terre Vivante, Dossier riz, n° 148, sept.-oct. 2004.

Pour acheter le champignon de kombutcha et la boisson :

Daria et Vincent Bailly Combullia

5, Place des Plaines - 30270 Saint-Jean-du-Gard,

combullia@yahoo.fr.

Chez le même éditeur
www.laplage.fr

Laits et yaourts végétaux faits maison

Recettes de Anne Brunner
Photographies de Myriam Gauthier-Moreau

Pas à pas, des explications détaillées et photographiées pour réussir à la maison la fabrication de ses propres laits végétaux (à base de riz thaï, de poudre de noisette...), d'économiques purées d'oléagineux (tahin, purée d'amande...), de délicieux yaourts au soja, de crèmes liquides, épaisses, chantilly... à base de noix de cajou, de soja, d'arrow root, de glaces gourmandes à base de lait de riz...

16 x 22 cm • 108 pages • 12,90 € - ISBN 978-2-84221-184-4

Mes p'tites gamelles *Manger bio au bureau*

Recettes de Clea et Photographies de Myriam Gauthier-Moreau

Des recettes saines et bio, conçues pour être facilement emportées, n'ayant pas besoin d'être réchauffées et, surtout, nécessitant un temps de préparation réaliste ! Clea propose une douzaine de gamelles aux trois influences : Cuisine bio (croque-monsieurs revisités, salades bio vitaminées aux graines germées...), anglo-saxonne (wraps, scones, smoothies... la cuisine anglo-saxonne se prête si bien au take-away) et bien sûr japonaise avec les célèbres bentôs, ces boîtes laquées contenant onigiri ou soba... de quoi faire des envieux au bureau !

72 pages • format 16 x 22 cm • 9,90 € - ISBN 978-2-84221-183-7

Recettes bio pour mes enfants

Recettes de Anne Brunner et Photographies de Myriam Gauthier-Moreau

Petits pots maison aux ingrédients variés, Mac bio, goûters maison, légumes séduisants... des petits plats bio pour parents pressés, fauchés ou prévoyants... joliment illustrés et agrémentés de conseils et astuces pour une cuisine familiale simple et saine, avec un budget sous contrôle.

108 pages • format 16 x 22 cm • 12,90 € - ISBN 978-2-84221-202-5

Pain cocotte

Recettes de Nathalie Nagy-Kochmann et Photographies de Myriam Gauthier-Moreau

Cuire son pain dans une simple cocotte en fonte : un savoir-faire efficace pour se régaler d'une croûte craquante et d'une mie plus aérée. Avec ou sans machine à pain, réussissez désormais votre pain bio, vos petits pains spéciaux aux graines, vos brioches, votre panetonne etc.

72 pages • format 16 x 22 cm • 9,90 € - ISBN 978-2-84221-195-0

Chocolat bio *Saines tentations*

Recettes de Laurence Salomon et Photographies de Myriam Gauthier-Moreau

Moelleux, mousse, fondant, tarte, truffes ou tempura... 30 recettes raffinées pour le bonheur de nos papilles et celui de notre corps.
Laurence Salomon, naturopathe et chef de cuisine, choisi avec soin ses ingrédients pour leur vitalité et leur atout santé car se faire plaisir tout en se faisant du bien sublime la dégustation.

72 pages • format 16 x 22 cm • 9,90 € - ISBN 978-2-84221-197-4

Cuisiner les ingrédients japonais

Recettes de Clea - Photographies P. Barret - Dessins Cam-tu Pacquereau

Umebosis, miso, gomasio, gingembre, soba, azuki... les ingrédients japonais, trésors de santé, n'auront bientôt plus de secret pour vous.
Clea vous propose idées et recettes simples pour les apprivoiser au quotidien : *Croque-miso, Rillettes de shiitake, Omelette au shôyu, Crackers aux algues, Céréales au thé vert...*

16 x 22 cm • 108 pages • 14,90 € - ISBN 978-2-84221-176-9

Graines germées

Valérie Cupillard - Photographies Philippe Barret

Et si votre cuisine devenait un jardin ? Découvrez le plaisir de transformer le blé, les lentilles, la moutarde ou l'alfalfa en graines germées ou en jeunes pousses.

Une approche résolument moderne de la germination et de son utilisation en cuisine. Des recettes toniques qui privilégient le cru, les saveurs, le croquant et les jolies compositions.

120 pages • 22 x 25,5 cm • 18,00 € - ISBN 978-2-84221-110-3

Quinoa

Clea - Photographies de Philippe Barret

Si vous aimez le quinoa ce livre est fait pour vous !

Clea vous propose dans ce beau livre une soixantaine de recettes simples et créatives *(Petits pains au quinoa, Salade de quinoa germé, Pilaf de quinoa sauvage...)* joliment mises en images par le photographe culinaire Philippe Barret.

Vous apprendrez à déguster le quinoa sous toutes ses formes (grains blonds ou rouges, farine, flocons, lait...), à le faire germer et à diversifier en douceur votre alimentation.

100 pages • 22 x 25,5 cm • 18,00 € - ISBN 978-2-84221-174-5

Agar-agar *Secret minceur des Japonaises*

Recettes de Clea • Photographies de Myriam Gauthier-Moreau

Chaque printemps l'agar-agar rencontre un énorme succès au Japon : cette petite poudre blanche gonfle au contact de l'eau et permet de préparer rapidement des plats aux vertus rassasiantes et légèrement laxatives.

Terrine d'aubergines, crème caramel, tartelettes au citron... Clea a retravaillé avec talent des standards gourmands. L'agar-agar lui a permis d'alléger les plats sucrés ou salés en réduisant les quantités de farine, d'œufs et même de sucre (dans les confitures).

72 pages • Format : 16 x 22 cm • 9,90 € - ISBN 978-2-84221-163-9

Cuisiner bio mode d'emploi

Valérie Cupillard
Photographies Philippe Barret et Myriam Gauthier-Moreau

Comment utiliser les huiles essentielles en cuisine ? Que faire avec du tofu ?... De Agar-agar à Umébosis... 70 ingrédients de magasin bio expliqués un à un !

Pour chaque ingrédient : le mode d'emploi de base et des recettes pour faire le tour de ses différentes utilisations.

Imprimé sur papier recyclé - 160 pages • 14 x 21 cm • 15,00 € - ISBN 978-2-84221-109-7

Légumes bio mode d'emploi

Valérie et Emmanuel Cupillard
Préface de Philippe Desbrosses
Photographies de Philippe Barret et Myriam Gauthier-Moreau

De « Artichauts violets de Provence » à « Topinambours à peau rose », Valérie Cupillard nous présente une cinquantaine de variétés de légumes bio choisis pour leur intérêt gastronomique et diététique.

Pour chaque légume : comment et pourquoi les choisir bio, préparation de base puis recettes saines et faciles pour les mettre en valeur.

Imprimé sur papier recyclé - 160 pages • 14 x 21 cm • 16,50 € - ISBN 978-2-84221-144-8

Cuisiner avec les huiles essentielles et les eaux florales

Valérie Cupillard
Photographies E. Cupillard

Près de 200 recettes pour apprivoiser les huiles essentielles et les eaux florales en cuisine.

Les auteurs présentent 22 huiles essentielles (menthe, bergamote, ylang-ylang...), une douzaine d'eaux florales (fleur d'oranger, camomille...), expliquent leurs bienfaits et leur mode d'utilisation en cuisine.

176 pages • 14 x 21 cm • 17,50 € - *Imprimé sur papier recyclé* - ISBN 978-2-84221-145-5

Vos desserts préférés, sans lait ni gluten

Alice et Laure Laffont
Photographies de Myriam Gauthier-Moreau

Tarte tatin, crêpes, macarons, quatre-quarts... 65 desserts connus et appréciés, ré-inventés sans lait ni gluten et joliment photographiés. Ces recettes ont été mises au point par une équipe d'auteurs qui ont eux-mêmes été confrontés aux contraitnes d'un régime sans lait ni gluten préconisé par le docteur Jean Seignalet.

144 pages • 16 x 22 cm • 15,90 € - ISBN 978-2-84221-171-4

L'Atelier Bio
Ingrédients, recettes et savoir-faire

Recettes de Clea, Anne Brunner, Fannie Denault, Nathalie Nagy-Kochmann, Amandine Geers...
Photographies de Myriam Gauthier-Moreau

Un livre de référence pour une cuisine bio inspirée !
Présentation des ingrédients bio, apprentissage des savoir-faire spécifiques (germination, faire son pain bio, utiliser l'agar-agar...) et 500 recettes joliment illustrées pour trouver l'inspiration saison par saison.

324 pages • format 19 x 26 cm • 32,00 € - ISBN 978-2-84221-189-9

Ma cuisine végétarienne pour tous les jours

Garance Leureux

500 recettes simples et rapides : pâtés végétaux, tartes, sauces... Mais aussi des chapitres thématiques (céréales, graines germées, tofu, enfants...). 60 pages sur l'équilibre nutritionnel, 32 pages de photos couleur qui illustrent les « tours de main » spécifiques.

« Garance Leureux connaît ce mode alimentaire à fond : les petits détails qui facilitent la vie parsèment ses recettes comme ses suggestions culinaires, et montrent qu'elle les pratique au quotidien avec imagination et sens de l'équilibre alimentaire.»
Top nature

416 pages • 16 x 22 cm • 19,50 € - *Reliure souple et pratique* - ISBN 978-2-84221-161-5

Cucurbitacées et autres courgettes

Garance Leureux

Des conseils pour mieux connaître et apprécier les cucurbitacées (jardinage, achat, intérêt nutritionnel, variétés...), des recettes à réaliser en moins de 30 minutes : soupes, tartes, gratins, fricassées, terrines, plats uniques... sans oublier d'incroyables gâteaux !

128 pages • 14 x 21 cm • 12 € - ISBN 978-2-84221-098-4

Tofu, rapide et facile

Louise Hagler

120 recettes faciles à réaliser en moins de 30 minutes : des sauces, des galettes végétales, des tartes, des brochettes, des lasagnes, et même un très fameux cheesecake... Pour apprivoiser le tofu et en faire un familier de la table ainsi que l'allié de notre santé.

128 pages • 14 x 21 cm • 9 € - ISBN 978-2-84221-058-8

Achevé d'imprimer par Présence Graphique - 37260 Monts
N° d'imprimeur : 021241189 - Dépôt légal : aout 2010
Imprimé en France